Guide des proches aidants

L'accompagnement des aînés à domicile

Catalogage avant publication de Bibliothèque et Archives nationales du Québec et Bibliothèque et Archives Canada

Hétu, Jean-Luc

Guide des proches aidants - L'accompagnement des aînés à domicile (publié antérieurement sous le titre : Avancer en âge, guide d'accompagnement pour le maintien à domicile)
Comprend des réf. Bibliogr.
ISBN 978-2-923656-22-9

Éditeur : François Martin
Mise en page : DocZones
Conception et montage de la page couverture: Faustin Bouchard
Distribution : Groupéditions Éditeurs et Benjamin Livres

Bureau de Montréal : Groupéditions Espace Livres, 303, rue Émery, Montréal H2X 1J2
Téléphone: (514) 461-1385 – Télécopieur: (514) 461-1386
info@groupeditions.com
www.groupeditions.com

Guide des proches aidants - L'accompagnement des aînés à domicile
ISBN 978-2-923656-22-9

Dépôt légal - Bibliothèque et Archives nationales du Québec, 2011
Dépôt légal - Bibliothèque et Archives Canada, 2011

Jean-Luc Hétu

Guide des proches aidants

L'accompagnement des aînés à domicile

GROUPÉDITIONS

Du même auteur

Bilan de vie, Fides, 2000

La relation d'aide, 4ème édition, Gaëtan Morin Éditeur, 2007

Psychologie du mourir et du deuil, Méridien, 1994

Psychologie du vieillissement, 3ème édition, Groupéditions, 2007

Introduction

Cet ouvrage s'adresse aux personnes à qui le vieillissement pose des défis particuliers, qu'il s'agisse des aînés eux-mêmes, de leurs proches ou des intervenants qui leur viennent en aide.

À l'intention de ces personnes, nous avons bâti une trousse autour des dix grands défis suivants:

Entretenir ses contacts - Les réseaux de soutien

Gérer la relation parent âgé/enfant adulte

Faire le bilan de sa vie

Faire face aux déclins sensoriels et cognitifs

Composer avec la dépression

Composer avec la maladie d'Alzheimer

Composer avec une maladie chronique

Prévenir les atteintes à son intégrité

Vivre ses deuils

Cheminer vers sa mort

Nous accompagnons chacun de ces enjeux de son éclairage propre et dans chaque cas aussi, nous offrons des points de repère qui aideront le lecteur ou la lectrice à relever ce défi.

Les recherches démontrent qu'on peut vivre heureux malgré les nombreuses pertes reliées au vieillissement. Par exemple, selon des données de Statistique Canada colligées en 2005, le taux de satisfaction face à la vie augmente d'une façon presque systématique du milieu de la vie à la vieillesse et ce, autant pour les femmes que pour les hommes.

Vivre heureux à domicile se présente donc comme un objectif accessible, en dépit des nombreux aléas avec lesquels il faudra apprendre à composer. Le présent document mise sur l'expérience de ceux et celles qui sont passés par là avant nous, et il nous offre des repères précieux pour tracer notre propre chemin.

Jean-Luc Hétu

(Pour se familiariser davantage avec les enjeux du vieillissement réussi, on pourra se reporter à notre ouvrage *Psychologie du vieillissement Comprendre pour intervenir*, publié chez Groupéditions.)

1.
Entretenir ses contacts
-
Les réseaux de soutien

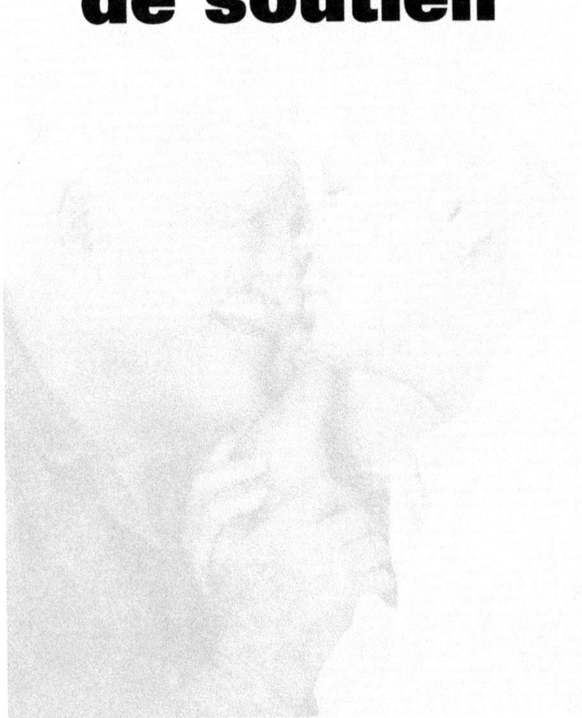

Sans que nous en soyons toujours conscients, nos proches nous aident de bien des façons à passer des caps difficiles ou simplement à bien gérer notre vie, et aussi à entretenir notre sentiment d'être à la hauteur. Notre réseau social sert de coussin pour amortir les chocs de la vie, contribuant à contrôler le stress et à améliorer notre santé mentale.

De multiples recherches mettent en relief le fait que les relations interpersonnelles aident à composer avec les aléas du vieillissement. Par exemple, les personnes âgées qui ont des réseaux mieux garnis demeurent autonomes plus longtemps.

Ce réseau de soutien correspond à l'ensemble des personnes qui nous apportent périodiquement quelque chose de significatif sous trois grandes formes, soit l'information, l'aide matérielle et le soutien affectif.

L'information

L'information concerne d'abord les commentaires de nos proches sur nos comportements, les confidences qu'ils nous font sur la façon dont ils ont eux-mêmes procédé dans des situations semblables, ou les conseils qu'ils nous donnent sur la façon dont nous pourrions agir dans des situations délicates.

L'information peut aussi être plus factuelle et porter sur les ressources à mettre en oeuvre pour progresser dans la solution de notre problème. Par exemple, l'article que nous désirons nous procurer est présentement en solde dans tel magasin, ou pour trouver le rénovateur fiable dont nous avons besoin, nous pourrions communiquer avec telle personne qui est très satisfaite du sien.

L'aide matérielle

L'aide matérielle inclut le fait de prêter ou de donner de l'argent ou des objets, d'aider dans les déplacements ou les tâches domestiques, d'apporter un plat cuisiné à l'occasion, de surveiller le logement ou de s'occuper d'un membre dépendant de sa famille en cas d'absence...

Le soutien affectif

Le soutien affectif englobe la présence physique et l'encouragement dans des moments difficiles, l'écoute attentive, l'humour pour remonter le moral, les paroles d'appréciation et les gestes d'affection...

L'impact du vieillissement sur la taille du réseau

Une recherche menée au Québec présente le tableau suivant quant au nombre moyen de personnes dont les sujets âgés disposent dans leur réseau[1]:

- Sujets vivant avec leur conjoint:
  16,8 personnes en moyenne.

- Sujets sans conjoint mais avec enfants:
  moyenne de 12,7 personnes.

- Sujets sans conjoint ni enfants:
  moyenne de 9.

Ces données font ressortir l'importance de la famille, et elles vont à l'encontre du stéréotype selon lequel vieillir, c'est nécessairement s'enfoncer dans la solitude. Une spécialiste conclut ainsi que «le nombre total de relations diminue peut-être avec l'âge, mais celui des relations intimes, ainsi que le soutien qui en découle, demeurent passablement stables jusqu'à un âge très avancé.»[2]

Quelques solutions de rechange

Lorsque nous perdons des membres de notre réseau, nous pouvons recourir à différentes solutions de rechange[3].

Réactiver des liens dormants

La première stratégie consiste à réactiver des relations tombées en dormance: un ancien compagnon de travail, une consoeur de collège ou une amie d'enfance. Cette stratégie présente aussi l'avantage qu'avec cette reprise de contact, c'est tout un pan de son passé qui se trouve réanimé.

Cette stratégie peut aussi s'étendre à des personnes qui sont déjà dans notre réseau (un frère ou une sœur, un de nos enfants, une amie, etc.), et avec lesquelles nous intensifierons nos liens, que ce soit en passant plus de temps avec elles ou en augmentant notre niveau d'intimité et de confidences.

Réévaluer nos besoins et nos aspirations

Lorsqu'un membre quitte notre réseau, nous pouvons nous accommoder de cette perte en estimant que nos besoins seront suffisamment comblés par les membres restants. Le principe serait ici de «recevoir autant, mais de moins de personnes», voire tout simplement de «se contenter de moins».

Nous tourner vers des activités individuelles

Enfin, nos pouvons compenser la perte d'un membre de notre réseau en misant sur des activités individuelles. Par exemple, si un vieux partenaire de Scrabble n'a plus la vision ou la concentration nécessaire, nous pouvons commencer à jouer contre la machine, sur l'ordinateur. Mais nous pouvons aussi nous inscrire à un cours de peinture, ou simplement nous remettre à faire des mots croisés.

Bien entretenir notre réseau

Nous avons intérêt à développer certaines de nos habiletés sociales qui nous aident à entretenir et à consolider notre réseau.[4]

1. L'**empathie**, c'est-à-dire la capacité de se mettre à la place de l'autre, de percevoir comment il se sent et ainsi de prévoir comment il va réagir aux choses qu'on se propose de lui dire ou au geste qu'on se propose de poser à son endroit.

2. La **capacité de nous exprimer**, de communiquer nos sentiments, nos besoins et nos projets.

3. La **gratitude**, c'est-à-dire la capacité d'exprimer notre appréciation pour ce que nos proches font pour nous.

4. La souplesse et l'**habileté à négocier** d'une façon acceptable aux deux parties les différences dans les sensibilités et dans les besoins respectifs.

5. On pourrait ajouter la **capacité de pardonner**, de ne pas garder rancune pour des erreurs ou des faiblesses réelles ou perçues de la part d'autrui, et à l'inverse, l'aptitude à nous excuser pour nos erreurs, indélicatesses, indiscrétions ou manques de disponibilité à l'endroit d'un proche.

Compte tenu du fait que les parents âgés et leurs enfants adultes sont des acteurs privilégiés dans leurs réseaux respectifs, la section suivante portera sur l'exploration de leurs relations.

2.
Gérer la relation parent âgé/ enfant adulte

La relation parent/enfant dure toute la vie, et elle peut être source de soutien en même temps qu'occasion de conflit. Lorsque les parents avancent dans la vieillesse, il arrive souvent que leurs enfants aient amorcé leur propre vieillissement et qu'ils doivent par conséquent composer avec la diminution de leur énergie et leurs propres ennuis de santé. Mais les recherches démontrent que la relation parent âgé/ enfant adulte réussit dans l'ensemble à être chaleureuse et soutenante[5].

Le point de vue du parent âgé

Voici quelques motifs d'insatisfaction qui ressortent d'une recherche auprès de mères américaines[6].

Se sentir négligée. Par exemple, une femme mentionne que la dernière visite hebdomadaire de sa fille n'a duré que quinze minutes, et la précédente, dix minutes. L'appréciation du temps est une question subjective, mais l'attention reçue est estimée insuffisante ici.

Ne pas recevoir suffisamment d'aide. Une femme s'exprime ainsi: «J'aimerais être aussi chanceuse que ma mère. Elle disait “Je ne sais pas ce que je ferais sans ma fille”, et c’est vrai que j’en faisais beaucoup. Moi, quand je vais avoir besoin d’aide, je ne sais vraiment pas...»

Avoir peur de déranger. Une femme dit qu’elle ne dérange pas ses enfants et que cela fait leur affaire.

Se sentir dépendante. Certaines femmes trouvent difficile de dépendre de leurs enfants et petits-enfants pour leurs besoins affectifs: «Mes petits-enfants peuvent être très bruyants, mais presque tous mes amis sont morts, alors je prends ce que je peux.»

Devoir aider financièrement les enfants. Beaucoup de femmes disent aider financièrement leurs enfants. Cette aide se fait parfois au détriment de leur propre bien-être matériel, mais certaines mères s’en servent comme d’une monnaie d’échange dans leurs contacts avec leurs enfants.

Devoir rendre des services. Plusieurs mères âgées rendent des services gratuits, comme faire du ménage, préparer des repas ou garder les petits-enfants et n’apprécient pas que leurs enfants tiennent cette aide pour acquise. (Certaines mères estiment qu’elles ont travaillé fort pour avoir ce qu'elles ont, tandis que leurs enfants et petits-enfants ont tout ce qu'ils veulent sans effort et qu'ils abusent d'elles.)

On peut ajouter des problèmes des enfants adultes qui heurtent les valeurs des parents, comme le fait de ne pas conserver ses emplois, d'abuser d'alcool ou d'autres drogues, ou d'être un conjoint violent ou irresponsable.

Empathie et coopération

Pour maintenir une relation conviviale, les deux partenaires doivent manifester de l'empathie et de la coopération. L'empathie nous invite à nous faire sensibles à la façon dont notre partenaire réagit. Il s'agit de nous décentrer provisoirement de nos préoccupations et de nos sentiments, pour nous faire attentifs à son vécu.

Il n'est pas nécessaire d'adopter son point de vue ni d'être d'accord avec la façon dont il organise sa vie. Il faut cependant s'ouvrir suffisamment à son point de vue pour réussir à comprendre comment il perçoit la situation.

Pour aider un parent âgé à atteindre cette empathie, on peut vérifier s'il a une perception réaliste de l'impact de ses demandes sur la vie de son enfant, et l'aider au besoin à réévaluer ses demandes.

La seconde attitude est la coopération, qui est fondée sur la reconnaissance du fait que le bien-être des deux partenaires est lié, et que chacun doit par conséquent tenir compte de l'autre dans les attentes qu'il entretient, les gestes qu'il pose et les demandes qu'il fait.

Chaque partenaire doit ainsi vérifier périodiquement si ses actions demeurent dans la ligne des intérêts mutuels des deux partenaires. Ceci pourra par exemple amener l'enfant adulte à modifier un peu l'organisation de sa vie pour se faire présent aux besoins de son parent. Et cette même attitude amènera le parent âgé à ne pas entretenir des exigences ou des façons de faire qui compliqueraient indûment la vie de son enfant adulte.

L'échange de conseils

On peut concevoir le fait de donner des conseils comme faisant partie de notre rôle de parent. Beaucoup de personnes âgées s'en abstiennent toutefois, par respect pour l'autonomie de leurs enfants. D'autres se sentent à l'aise dans cette démarche, surtout lorsqu'elle est vécue sous le signe de la réciprocité et du respect. Une personne âgée s'exprime ainsi: «Je dis à mes enfants ce que je pense et ce qui me préoccupe, et vice versa. Ensuite, chacun peut toujours faire comme il l'entend.»

Certaines en sont venues à s'abstenir: «Je ne donne plus de conseils à mes enfants; ils ne les ont jamais suivis, de toute façon, et lorsque j'essaie, je les sens tout de suite se fermer. C'est dommage, parce que mes conseils leur auraient parfois sauvé beaucoup d'argent et d'ennuis.»

Pour favoriser la mutualité, rien de tel que d'avoir la simplicité de demander conseil à l'occasion. Cette démarche aura de bonnes chances d'être perçue comme une marque d'appréciation à l'endroit du bon jugement de l'autre et de l'intérêt qu'il nous porte.

Avec un parent en perte d'autonomie

Voici quelques suggestions à l'intention des enfants de parents en perte d'autonomie inspirées des conseils que l'on trouve sur le site de l'Association canadienne pour la santé mentale[7].

1. Tentez d'établir d'une façon réaliste ce que vous pouvez faire maintenant pour vos parents, et ce que vous pourrez être amenés à faire à mesure qu'ils requerront davantage de soins.

2. Ne faites pas de changements majeurs sous le coup de l'émotion, comme de prendre vos parents chez vous. Consultez les membres de votre famille et vos parents eux-mêmes, et analysez soigneusement les options ensemble.

3. Explorez les ressources qui pourraient aider vos parents à demeurer autonomes. Encouragez-les aussi à explorer entre eux et avec vous des questions délicates comme leur perte d'autonomie, leur hébergement éventuel et même leur décès. Si ce n'est déjà

fait, conseillez-leur de faire leur testament et de signer un mandat notarié en cas d'inaptitude.

4. Si l'aide que vous leur apportez vous paraît lourde, tentez d'identifier vos réactions physiques et affectives à ce stress, ainsi que leur impact sur vos proches. Considérez votre irritabilité comme un signal d'alarme, et joignez-vous au besoin à un groupe de soutien.

5. Le soutien de parents vieillissants peut rapprocher les frères et les sœurs, mais il peut aussi compliquer leurs relations, voire réactiver de vieux conflits. Vous serez peut-être porté à croire que vos frères et soeurs ne font pas leur part et qu'ils ont moins à cœur le bien-être de vos parents. Une communication franche et empathique sera d'un grand secours ici.

Quelques enjeux pour l'intervention

Pour sensibiliser les intéressés aux enjeux multiples qui les confrontent, les intervenants peuvent utiliser les trois questions suivantes:

- Quelles sont les deux choses que j'apprécie le plus dans mes relations avec ma mère (mon père ou mes parents) ou avec ma fille (mon fils ou mes enfants)?
- Quels sont les deux points les plus délicats dans ces relations?
- Comment ces points pourraient-ils être améliorés?

Les réponses pourraient être discutées avec l'intervenant seul, ou encore directement entre les parents et les enfants.

Avec des parents très âgés

Voici maintenant une liste de conseils à propos de visites à un parent très âgé[8].

1. Faites vos visites sur une base régulière, ou à défaut, faites connaître à l'avance le moment de votre prochaine visite. Cela aide votre parent à structurer son espace temporel.

2. Planifiez un peu vos conversations, en vous faisant une liste mentale des choses dont vous aimeriez parler. Les conversations plus nourries sont plus stimulantes.

3. Prévoyez suffisamment de temps. Les visites éclair permettent parfois de se soulager la conscience, mais elles risquent d'être source de frustration pour la personne visitée.

4. Assoyez-vous près de votre parent, et d'une façon qui lui permette de bien voir votre figure (évitez par exemple de vous asseoir le dos à une fenêtre ensoleillée).

5. Apportez quelque chose. Les surprises sont toujours bienvenues. Elles permettent d'amorcer la conversation et de prolonger votre présence après votre départ.

6. Amenez un enfant, lorsque cela est possible et si vous savez que cela fait plaisir à votre parent.

7. Ayez des contacts physiques, qui sont une bonne façon d'échanger de l'affection.

8. Proposez une promenade lorsque la chose possible, même s'il s'agit d'une brève marche.

9. Invitez votre parent à parler de son passé. Il se peut que cette démarche soit significative et agréable pour lui.

10. Partagez vos préoccupations et vos sentiments avec votre parent, sans cependant l'envahir avec vos problèmes. Les confidences sont un cadeau que l'on fait de soi-même.

Entre frères et sœurs vieillissants

Nous terminons avec quelques balises portant sur les relations avec frères et sœurs vieillissants.

1. Vouloir changer les autres s'avère rarement utile et souvent source de frustration.

2. Exprimer ses besoins, sans s'attendre pour autant à ce que les autres y répondent nécessairement et tout de suite.

3. Respecter les choix de chacun en ce qui concerne sa façon de composer avec la maladie.

4. En vieillissant, il est moins nécessaire d'organiser de grosses activités pour être bien ensemble.

5. Bannir de ses conversations les regrets du passé et les jugements sur la jeunesse d'aujourd'hui. Être à l'affût de ce qui inspire l'espoir.

6. Lorsqu'on nous demande comment nous allons, répondre franchement et clairement, mais ne pas faire de nos malaises notre sujet de conversation principal, voire notre unique préoccupation.

7. Veiller les uns sur les autres (téléphones, visites, échanges de services, courriels...) mais cultiver aussi ses autres réseaux d'appartenance.

3.
Faire le bilan de sa vie

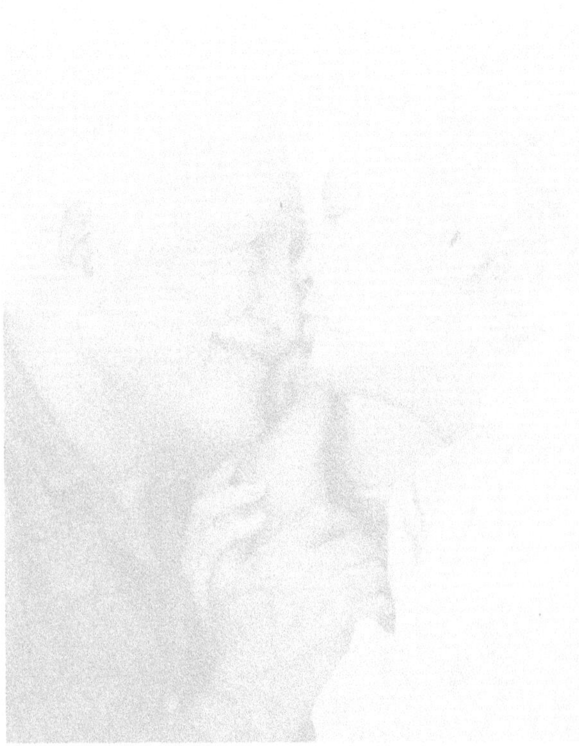

Certains auteurs estiment que la tâche centrale de la vieillesse consiste à accepter notre vie telle qu'elle a été. Pour ce faire, il faudra réévaluer notre expérience passée dans une perspective d'ensemble. Nous serons ainsi amenés à passer en revue chaque étape de notre existence, en nous arrêtant autant aux périodes difficiles qu'aux épisodes qui font encore problème[9].

La relecture répond à différents besoins. Besoin de sens, de cohérence: nous avons besoin de mettre notre vie en ordre, de comprendre ce qui nous est arrivé et pourquoi nous avons réagi comme nous l'avons fait.

Besoin de consolider notre identité et de nous réconcilier avec ce que nous avons été: nous avons besoin d'en arriver à la conclusion que nous sommes quelqu'un de bien, que malgré nos erreurs et le tort que nous avons pu causer aux autres, nous avons dans l'ensemble fait notre possible avec ce que nous étions et ce que nous savions à l'époque.

Quatre étapes dans une relecture

On pourrait distinguer quatre étapes dans une relecture[10].

L'amorce

Une foule d'événements peuvent déclencher une relecture, comme le décès d'un proche ou le mariage d'un petit-enfant. La question suivante réussit presque à tout coup: «J'aimerais que vous me partagiez un souvenir important pour vous, si cela vous convient.»

L'immersion

Une fois que la personne réagit à l'amorce, elle laisse son passé remonter. Elle revoit des scènes et se remémore les émotions qu'elle a éprouvées alors, et elle ressent souvent le besoin de raconter ces épisodes dans le détail.

La réaction

L'évocation du passé amène normalement le sujet à réagir à ces souvenirs par la peine, la colère, la fierté, la culpabilité, ou autrement. Ces émotions seront d'intensité variable, selon le type de souvenir en cause et dépendamment aussi du fait que ce souvenir soit évoqué pour la première fois ou qu'il ait déjà fait l'objet de plusieurs relectures, auquel cas il aura perdu un peu de sa charge affective.

À l'étape de l'immersion, la personne disait: «Voici ce que j'ai vécu et comment j'ai réagi à l'époque». À l'étape de la réaction, elle dit d'une façon plus ou moins consciente: «Voici comment je me sens, ici et maintenant, de me remémorer tout cela».

L'étape de la réaction ne se limite pas aux émotions éprouvées présentement face aux épisodes passés, mais elle englobe aussi le sens qui leur est attribué. La question n'est pas seulement: «Comment je me sens?», mais aussi: «Comment je vois ça aujourd'hui?»

L'intégration

L'étape finale est l'intégration. À ce stade, le corps à corps avec son passé parvient à sa résolution. Ayant recadré les épisodes problématiques de sa vie, on est en mesure de comprendre qu'on a fait ce qu'on a pu avec ce que l'on était, et que même dans leurs comportements blessants, les proches ont fait de même.

Les recadrages tendent ainsi à devenir englobants, et on recourt à des expressions comme: «Tout compte fait», «Dans l'ensemble», «Au fond», «Malgré tout», «Finalement». Ces formules témoignent du fait qu'on a fait le tour de son histoire, qu'on a situé les erreurs et les épreuves par rapport aux réussites et aux cadeaux de la vie, et qu'on est en train de tirer une conclusion globale.

On achève ainsi de se réconcilier avec soi-même et avec sa vie. Bref, on accède à la sérénité, même s'il peut subsister un peu de tristesse et de regrets, de culpabilité ou de crainte face à la mort, par exemple.

Faciliter la relecture

Voici quatre points de repère destinés à aider une personne âgée à progresser dans sa relecture.

1. Faciliter l'amorce

Il arrive qu'une personne tente d'amorcer sa relecture en notre présence, comme cet homme qui disait à son infirmière qu'il «n'avait pas toujours été un ange ». Il faut saisir la balle au bond et encourager la personne à parler. À d'autres moments, nous pourrons prendre l'initiative en invitant délicatement la personne à nous dire d'où elle vient, à nous parler du métier de son père puis des principales qualités de ses parents, etc.

2. Faire progresser dans l'immersion

Lorsque la relecture est amorcée, il ne faut pas hésiter à demander des précisions: «Quel âge aviez-vous à ce moment? Votre père, c'était quel genre de personne? Comment avez-vous rencontré votre mari?»...

3. Stimuler la réaction

Lorsqu'on sent que la personne a suffisamment verbalisé sur son passé, on peut l'aider à explorer comment elle se sent ici et maintenant, comment elle voit son passé avec ses yeux d'aujourd'hui. «Qu'est-ce que ça vous fait de repenser à cette période-là? Comment vous voyez ça aujourd'hui?»...

4. Favoriser l'intégration

On parvient à la dernière étape lorsque la personne éprouve le besoin de ramasser toute sa vie dans une réflexion. On peut alors y aller d'une question synthèse comme: «Qu'est-ce que vous retenez de tout cela?»

Ce schéma n'est pas rigide. Bien des personnes qui ont franchi les quatre étapes éprouveront le besoin de revenir sur les mêmes événements, comme pour consolider leur victoire de la sérénité sur le regret, la colère ou la culpabilité. La relecture est un long processus, et les blessures devront souvent être repensées à plusieurs reprises pour se trouver progressivement pansées.

Qui peut faciliter une relecture?

À la question de savoir qui est habilité à accompagner un aîné dans sa relecture, nous dirions: toute personne qui est capable d'écouter avec respect. Des enfants adultes qui n'ont pas de formation particulière en relation d'aide font parfois de magnifiques accompagnements. La pertinence des interventions de l'accompagnateur, dépendra bien sûr de ses habiletés d'aidant et aussi de sa connaissance du phénomène de la relecture. On trouvera dans notre livre intitulé Bilan de vie[11] de nombreux points de repère à cet effet.

On trouvera aussi à l'Annexe 1 une série de questions destinées à servir d'amorces à une démarche de relecture[12].

4.
Faire face aux déclins sensoriels et cognitifs

Plusieurs personnes âgées réalisent que leur acuité sensorielle et leurs aptitudes intellectuelles « ne sont plus ce qu'elles étaient ». Pour y voir plus clair, nous examinerons les déclins sensoriels, les déclins cognitifs et le déclin de la mémoire.

Les déclins sensoriels

La perception enregistre les différentes catégories de stimuli: visuels (couleurs, formes et mouvements), auditifs (sons et paroles), tactiles (température et autres caractéristiques de l'air, de l'eau ou des autres corps entrant en contact avec la peau), olfactifs (odeurs), et stimuli issus du contact de la nourriture avec les papilles gustatives (goûter).

Or, la perception sensorielle décline d'une façon plus ou moins marquée avec l'âge, les seuils de perception devenant plus élevés: un objet doit être plus proche pour qu'on le voie, un bruit doit être plus intense pour qu'on l'entende, un aliment doit être plus salé ou plus sucré pour qu'on le goûte, etc. C'est l'ouïe qui se trouve la plus affectée, surtout à partir de 60 ans, de sorte qu'à 70 ans, les trois-quarts des gens ont de la difficulté à bien entendre.

Le sens de l'équilibre n'échappe pas à la règle: les personnes âgées sont sujettes au vertige et elles ont plus de difficulté à retrouver leur équilibre après avoir buté contre un obstacle, d'où un risque accru de chutes. Ce déclin est attribuable aux changements dans les cellules de l'oreille interne et dans les cellules sensorielles des muscles (qui nous renseignent sur la position de notre corps), à la diminution de la force musculaire, et probablement aussi aux changements dans le système nerveux central.

Impact de ces déclins

En plus des enjeux de sécurité, ces pertes peuvent avoir comme conséquences une baisse de la satisfaction face à la vie et de la motivation à apprendre, ainsi qu'un désengagement des relations interpersonnelles.

Parce qu'ils entraînent une perte d'autonomie significative, les déclins sévères au plan de la vision et de l'ouïe doivent être considérés comme une maladie chronique, laquelle entraîne un risque de dépression même lorsque ces pertes sont de légères à modérées[13].

Les prothèses visuelles et auditives ainsi qu'un bon éclairage peuvent compenser une partie de la baisse de la vue et de l'ouïe. Les lunettes ne peuvent cependant compenser la diminution de la vision périphérique ou de l'adaptation à la vision nocturne, deux phénomènes qui affectent la conduite automobile.

Avec les malentendants

Voici quelques conseils à l'intention des proches des malentendants.

1. Parlez légèrement plus fort que d'habitude, mais à un rythme normal et sans articuler exagérément, ce qui risquerait de déformer vos expressions faciales et les sons eux-mêmes, et de compliquer ainsi la tâche de votre interlocuteur.

2. Placez-vous à une distance d'un mètre ou un mètre cinquante de lui, et faites en sorte qu'il y ait assez de lumière pour qu'il puisse distinguer le mouvement de vos lèvres et vos expressions.

3. Si votre interlocuteur ne vous voit pas, attirez son attention avant de lui parler, et ne tentez pas de soutenir une conversation si le niveau sonore ambiant est élevé (par exemple si un appareil bruyant est en marche).

4. Ne lui parlez pas dans l'oreille. Ceci le prive de vos indices faciaux, en plus de provoquer de la distorsion dans les signaux sonores.

5. S'il ne semble pas vous comprendre, reformulez votre message autrement plutôt que de répéter les mêmes mots.

6. Disposez les meubles de sorte qu'aucune des personnes présentes ne soit à une distance de plus d'un mètre et demi des autres, et de façon à ce que la figure de chacun soit visible de tous, et faites participer l'intéressé aux discussions qui le concernent.

7. Assurez-vous que les avertisseurs d'incendie, détecteurs de fumée et autres avertisseurs sonores soient munis de voyants clignotants. Enfin, rappelez-vous que le traitement anti-statique des tapis et le maintien d'un taux

d'humidité élevé réduisent les interférences électriques qui nuisent au fonctionnement des prothèses auditives.

Lorsque la vue baisse

Quant aux gens dont la vue baisse, le Conseil consultatif national sur le troisième âge[14], dont nous nous sommes aussi inspirés pour les conseils précédents, recommande d'adopter les comportements suivants:

1. Plusieurs lampes disposées dans toute la pièce permettent une distribution plus uniforme de la lumière qu'une seule ampoule de grande puissante.

2. À l'extérieur, portez un chapeau à larges bords, une visière ou des lunettes soleil que vous pourrez enlever en entrant dans un immeuble.

3. Des rideaux foncés ajourés réduisent l'éblouissement du soleil tout en laissant passer suffisamment de lumière naturelle.

4. Éclairez toujours convenablement les escaliers, dont les rampes doivent dépasser les marches du haut et du bas pour permettre de bien repérer les paliers.

5. Évitez les planchers cirés ou brillants de même que les surfaces luisantes, comme les meubles en métal ou en verre.

6. Pour ce qui est de la cuisinière, des marqueurs d'intensité en relief constituent le meilleur moyen de reconnaître les positions du bouton. Quant au téléphone, certains modèles sont munis de gros chiffres.

7. Pour éviter de vous frapper contre les portes, laissez-les toujours complètement ouvertes ou complètement fermées.

8. Quand vous entrez dans une pièce avec un ami, demandez-lui de vous dire qui s'y trouve et, si cela vous convient, demandez à être présenté.

Les déclins cognitifs

Les performances cognitives tendent à décliner avec l'âge, surtout à mesure que la complexité de la tâche augmente. Toutes les fonctions ralentissent: raisonnement, capacité d'analyse et de synthèse, solution de problème, prise de décision, et bien sûr, mémoire[15]. On risque de trouver que le médecin donne ses explications trop vite, que l'action du film progresse trop rapidement pour que l'on puisse capter et démêler les subtilités des enjeux ou du scénario...

Dans l'ensemble, la performance intellectuelle globale atteint un sommet à la trentaine et elle se maintient jusqu'au début de la vieillesse, pour connaître un déclin par la suite, du moins pour la moyenne des sujets[16].

Le rythme du déclin est généralement lent durant la soixantaine et les premières années de la décennie suivante, de sorte qu'il exerce peu d'impact sur la vie quotidienne. La situation change toutefois lorsqu'on atteint les quatre-vingts ans.

Par exemple, des personnes habituées à effectuer elles-mêmes leur déclaration d'impôt en viennent à faire de plus en plus d'erreurs lorsqu'elles atteignent un âge avancé, au point de laisser désormais cette tâche à d'autres.

Le déclin de la mémoire

«M'a-t-on dit que je dois être à jeun demain pour ma prise de sang? Est-ce bien samedi, l'anniversaire de Paul? Ai-je pris mes médicaments ce matin?» La mémoire joue un rôle constant dans le choix de nos comportements et dans la planification de nos activités. Or, des centaines d'études convergent vers ce fait incontournable: la mémoire décline avec l'âge, et ce déclin devient perceptible dès la soixantaine[17].

Par exemple, dans un échange à plusieurs au cours duquel elle tente de suivre la conversation tout en pensant à ce qu'elle veut dire, la personne âgée peut oublier un détail important qui vient d'être mentionné. Les sujets âgés obtiennent aussi dans l'ensemble des performances inférieures aux sujets plus jeunes lorsqu'on limite le temps d'apprentissage (par exemple: deux minutes pour apprendre une liste de quinze mots). Dans l'ensemble, ils doivent faire plus d'essais et ils ont besoin de plus de temps pour mémoriser la même quantité d'informations.

Les personnes âgées tendent aussi à présenter un déficit d'attention. Par exemple, lorsqu'on leur demande d'effectuer une tâche de raisonnement tout en gardant en mémoire une série de chiffres, elles obtiennent en moyenne des performances moindres que les sujets plus jeunes[18].

Bilan d'ensemble

Les personnes âgées se trouvent confrontées dans l'ensemble à un certain déclin de leur intelligence et de leur mémoire. Il n'existe cependant pas de modèle de vieillissement unique, mais nous sommes en présence de différents profils où interagissent de façon complexe des facteurs biologiques, des facteurs de personnalité et des habitudes de vie.

Or, certaines habitudes de vie sont en train de changer : préoccupation d'une alimentation saine et d'un style de vie actif, souci de créer des environnements de travail moins nocifs, sensibilisation à l'abus des médicaments...

Il faut se rappeler ensuite que les aptitudes intellectuelles ne sont pas la seule composante d'un comportement adéquat, mais qu'on doit aussi tenir compte de facteurs comme la motivation et la patience, l'expérience, les aptitudes à communiquer et les autres stratégies d'adaptation.

Un certain déclin des aptitudes cognitives n'empêche pas la majorité des personnes âgées de bien fonctionner lorsqu'elles s'adonnent à des tâches familières dans un environnement stable. Mais la situation risque de se corser lorsqu'on introduit des données plus complexes, comme le fait de devoir prendre une série de nouveaux médicaments selon des horaires variables, le fait de programmer un appareil vidéo ou un répondeur téléphonique, ou encore d'utiliser un guichet automatique.

Au fil des ans, l'accumulation des handicaps risquera à la limite de compromettre la capacité du sujet de fonctionner d'une façon autonome et sans supervision.

S'il faut éviter de noircir le tableau, il faut aussi se garder d'une vision trop optimiste qui aurait pour effet de négliger les personnes à risque. Cette vision irréaliste pourrait aussi amener les intéressés à faire preuve d'imprévoyance, que ce soit en négligeant de rédiger un testament et un mandat en cas d'inaptitude ou en ne se préoccupant pas d'aménager leur environnement de manière à le rendre plus sécuritaire et moins exigeant, etc.

Quelques suggestions

Voici quelques suggestions pour améliorer sa mémoire. Nous les empruntons au Conseil consultatif national sur le troisième âge[19], avec quelques retouches.

1. Pour vous rappeler le nom de quelqu'un, ne précipitez pas les présentations. Écoutez attentivement son nom, répétez-le mentalement, associez-le à quelque chose ou à quelqu'un de familier, et employez son nom dans la conversation.

2. Enregistrez un détail inhabituel ou amusant associé à ce dont vous voulez vous souvenir.

3. Notez par écrit ce que vous voulez retenir. Le seul fait de l'écrire vous aidera à vous en souvenir.

4. Pour diminuer les risques de distraction, faites une seule chose à la fois. Lors d'une conversation, écoutez attentivement votre interlocuteur.

5. Pour éviter de vous répéter, demandez si vous avez déjà raconté ce fait avant d'en entreprendre le récit, et tenez compte de la réponse. (Certaines personnes posent la question et se lancent tout de suite dans leur narration sans que leurs interlocuteurs n'aient eu le temps de réagir.)

6. Demeurez intellectuellement actifs. Cherchez les occasions d'apprendre des choses intéressantes.

7. Les trous de mémoire arrivent à tout le monde et leurs conséquences sont rarement graves. Par contre, si vous remarquez qu'un membre aîné de votre famille a des pertes de mémoire anormales et de plus en plus fréquentes, une évaluation médicale peut être indiquée.

8. Une mauvaise alimentation, l'abus de l'alcool et l'usage de tranquillisants affectent la mémoire. Demeurez vigilant à cet égard.

5.
Composer avec la dépression

La dépression porte atteinte à la qualité de vie et se répercute sur la santé physique, en augmentant le recours aux soins de santé. Elle provoque l'isolement et la négligence corporelle et mine les ressources de l'entourage. Elle est source d'anxiété et de grande souffrance et elle peut conduire au suicide[20].

On estime en effet que la majorité des personnes qui mettent fin à leurs jours souffraient de dépression, et que la probabilité du suicide est multipliée par trente pour les personnes dépressives[21].

Les épisodes aigus durent en moyenne huit mois, certains symptômes peuvent subsister durant des dizaines d'années, et les risques de récidive sont de 50%[22].

Et pourtant, la dépression passe souvent inaperçue, les intéressés niant être déprimés et les médecins ne détectant que le tiers des dépressions chez leurs patients[23]. Il est vrai qu'il n'est pas toujours facile de reconnaître la dépression chez les personnes âgées lorsqu'elles se plaignent de perte d'appétit ou de difficultés à se concentrer, à digérer ou à dormir, ces problèmes pouvant être reliés à plusieurs autres causes.

C'est pourquoi il n'est pas facile d'établir la fréquence exacte de la dépression. De 15% à 20% des personnes âgées vivant dans la communauté en manifesteraient des symptômes, et ce chiffre passerait au double dans les établissements de soins de longue durée[24].

On parle de dépression majeure (ou dépression clinique) lorsqu'une personne présente pendant au moins deux semaines cinq des symptômes suivants: humeur dépressive, perte d'intérêt, perte ou gain de poids, insomnie ou sommeil exagéré, agitation ou ralentissement psychomoteur, fatigue, sentiment de culpabilité, difficulté à se concentrer et idées suicidaires[25].

La dépression chez les personnes âgées

Voici les principaux facteurs de risque de dépression chez les personnes âgées: symptômes de dépression à des époques antérieures de la vie, santé précaire, pertes récentes et réseau de soutien limité. Le fait de devoir s'occuper d'un conjoint en perte d'autonomie représente aussi un risque additionnel, bien que la majorité des personnes âgées assumant une telle charge s'en tirent assez bien[26].

La dépression s'accompagne souvent d'anxiété, ce qui peut entraîner des problèmes d'isolement. Pensons à la peur de faire une mauvaise chute, d'utiliser les transports en commun, de se faire attaquer si on sort de sa maison. Cette sédentarité accrue augmente à son tour le risque de maladies cardiaques, de diabètes et d'autres.

Ceci dit, les personnes âgées répondent aussi bien aux traitements que les plus jeunes, surtout si elles n'ont pas une longue histoire de dépression.

Les traitements pharmacologiques accompagnés d'une psychothérapie sont indiqués dans les cas de dépression majeure, tandis que la psychothérapie donne de bons résultats dans les cas de symptômes plus modérés.

Voici quelques points de repère empruntés au Conseil consultatif national sur le troisième âge[27], avec quelques retouches.

Prévention

À titre préventif, maintenez-vous en bonne santé physique et psychologique. Pour ce faire :

Dormez suffisamment, mangez bien et faites de l'exercice régulièrement. Adonnez-vous à des activités agréables à tous les jours de manière à réduire l'impact des événements déplaisants.

Entretenez des liens avec des gens positifs et optimistes, ainsi qu'avec la famille et les amis; vous aurez ainsi de l'aide dans les moments difficiles. Prenez vos propres décisions, mais en tenant compte des opinions de vos proches.

Demandez de l'aide lorsque vous en avez besoin; cela n'est pas une marque de faiblesse mais plutôt un signe de santé, de maturité et d'autonomie. Tentez aussi de faire face aux hauts et aux bas de la vie avec souplesse et humour.

Détection

Si vous croyez souffrir de dépression, surveillez les indices suivants: perte d'appétit et de poids, sommeil perturbé, perte d'entrain et de motivation, idées suicidaires. N'ayez pas honte d'en parler et de vous faire traiter, comme vous le feriez pour un problème de diabète ou une fracture à la jambe. Si les symptômes vous rendent perplexe, n'essayez pas d'établir votre propre diagnostic mais demandez l'aide d'un professionnel.

L'effet des antidépresseurs n'est pas immédiat. Demandez à votre médecin ou à votre CLSC de vous indiquer d'autres sources d'aide en attendant de ressentir les bienfaits du médicament. Par exemple, des entrevues avec un psychothérapeute pourraient vous aider à découvrir de nouvelles façons de voir la vie et de faire face à vos difficultés.

Accompagnement

N'ignorez pas les symptômes chez un proche qui est triste, s'isole, ou néglige son apparence ou son hygiène. Prenez au sérieux toutes ses allusions à la mort ou au suicide.

Le fait de le pousser en lui disant de ne pas se laisser aller ne mène à rien. Il faut plutôt le soutenir et le guider vers une aide appropriée. Faites preuve de compréhension mais sans vous sentir coupable, car vous n'êtes pas la cause de sa dépression.

Prenez soin de vous. Faites de l'exercice, surveillez votre alimentation, dormez suffisamment. Apprenez des techniques de relaxation. Protégez votre équilibre mental et ne modifiez pas vos habitudes en fonction de la personne dépressive. Fixez-vous des objectifs réalistes et apprenez à dire non.

Une personne dépressive peut être pessimiste, irritable et même hostile. Si vous ressentez parfois de la colère à son endroit, cherchez des moyens constructifs pour l'extérioriser. Discutez de la situation avec des amis et des proches et demandez-leur de fournir un soutien à la personne dépressive.

Pour un guide présentant les formes de dépression et les traitements appropriés, on pourra aussi consulter: *La dépression: un aperçu de la littérature*, une publication de l'Association canadienne pour la santé mentale (Ottawa, 1995).

6.
Composer avec la maladie d'Alzheimer

Un pour cent des personnes âgées de 60 ans souffriraient de démence, et autour de 85 ans, ce nombre oscillerait entre 30 et 50%[28]. Le syndrome de la démence possède deux composantes, soit un désordre cognitif affectant la mémoire, le langage ou l'orientation spatiale, et une perturbation du jugement, soit la capacité de planifier, d'organiser, d'établir des séquences et de raisonner.

Dans environ les deux tiers des cas, la démence est attribuable à la maladie d'Alzheimer. Les autres causes peuvent être multiples: maladie de Parkinson dans ses phases avancées, commotion cérébrale, intoxication médicamenteuse, dépression sévère, maladie cérébrovasculaire ou accès de délire suite à une hospitalisation (problème cardiaque, infection pulmonaire ou autre, douleur, ou même simplement déshydratation).

La cause la plus commune des démences réversibles serait l'intoxication médicamenteuse attribuable à de trop fortes doses ou à des interactions indésirables entre différents médicaments.

Le fait que la démence soit réversible dans bien des cas indique l'importance critique d'un diagnostic précis. Lorsqu'il s'agit d'une démence irréversible, les enjeux pour l'intervention recoupent ceux associés à la maladie d'Alzheimer.

La progression de la maladie

Les premières manifestations de la maladie sont discrètes. La personne ne retrouve plus des objets familiers et elle a du mal à se rappeler des noms bien connus, mais elle continue à fonctionner normalement. Puis les déficits cognitifs s'accroissent: le sujet a parfois de la difficulté à trouver ses mots ou à retenir le nom de la personne qui lui est présentée, et ses performances diminuent nettement dans des situations qu'il maîtrisait dans le passé (comme de s'orienter dans un environnement nouveau).

De légers, les déficits deviennent modérés: difficultés à voyager, à gérer son budget, à se rappeler des souvenirs familiers, et d'une façon plus générale, à exécuter des tâches plus complexes, comme une recette culinaire plus élaborée.

On passe ensuite aux déficits sévères: la personne perd l'accès à des données élémentaires comme son adresse ou son numéro de téléphone, le nom de certains de ses proches, le nom du collège où elle a étudié, elle a de la difficulté à compter et elle est facilement désorientée dans le temps et dans l'espace.

Avec le temps, les déficits s'accroissent: difficulté à choisir ses vêtements, oubli occasionnel du nom du conjoint, désorientation quant au jour de la semaine, à la saison, à l'année, confusion quant à l'identité de certains proches, répétition obsessionnelle de certains gestes et de certaines phrases, manifestations d'anxiété ou d'hostilité.

La phase ultime est marquée par des déficits sévères: perte du langage, incontinence, dépendance totale des proches pour faire sa toilette, s'habiller, se nourrir et se déplacer. À la fin, la personne devient coupée de la réalité, dans un état végétatif, souvent dans une position fœtale[29].

Dès que le diagnostic est tombé, la personne se trouve donc confrontée à la perte progressive de ce qui la constitue comme être humain, soit non seulement son autonomie, mais sa conscience même, en passant par son accès à son passé et à son histoire et par ses relations avec ses êtres chers.

Ces derniers seront confrontés eux aussi à autant de deuils, et ils auront en plus le stress de composer avec cette dégénérescence qui pourra s'étaler sur de nombreuses années.

Enjeux majeurs

On doit faire en sorte que la personne atteinte conserve la maîtrise de sa vie le plus longtemps possible. En prévision du pire, il est toutefois sage de lui conseiller de se désigner un mandataire en cas d'inaptitude, de préférence dans un document notarié, ce qui donne des pouvoirs étendus à son mandataire.

Ceci implique que le diagnostic de la maladie soit clairement communiqué à la personne atteinte. On procédera le plus délicatement possible, en l'assurant que l'on s'engage à lui fournir les meilleurs soins possibles tout au long de l'évolution de sa maladie.

Dans le quotidien, les grands défis seront de veiller à ce que la personne puisse profiter le plus longtemps possible des activités signifiantes pour elle. Il s'agira ensuite d'apprendre à gérer les symptômes à mesure que ceux-ci se présenteront: confusion, accès de délire paranoïde ou d'agressivité, repli sur soi pouvant alterner avec des périodes d'agitation, comportements aberrants, du moins vus de l'extérieur, errance, perte d'autonomie...

Tout ceci se traduira par un stress élevé et prolongé pour les proches, stress qui risquera de se répercuter sur leur santé mentale et physique.

De nombreuses recherches démontrent toutefois que la qualité de vie des personnes atteintes d'Alzheimer peut être maintenue dans plusieurs cas, et que la progression de la maladie peut être ralentie jusqu'à un certain point. Plusieurs suggestions peuvent aussi contribuer à soulager le stress des proches aidants. Nous en présentons une brève synthèse, à partir d'ouvrages de plusieurs auteurs[30].

Points de repère pour les soignants

Ces points de repère s'adressent autant aux soignants à domicile qu'à ceux qui oeuvrent en établissement.

1. Renseignez-vous sur la nature de la maladie, ses symptômes et la façon de composer avec

eux. Ceci contribuera à la fois à réduire votre stress, à maintenir la qualité de vie de la personne malade et à retarder son admission dans un centre d'hébergement.

2. Même si la personne atteinte ne vous répond pas, parlez-lui de ce qui se passe autour d'elle et donnez-lui des nouvelles de ses proches. Elle en retiendra ce qu'elle pourra et ce contact avec vous sera de nature à la rassurer.

3. Utilisez des phrases courtes et simples, avec des noms plutôt que des pronoms. Ne changez pas rapidement de sujet et donnez à la personne le temps de comprendre ce que vous lui dites. Au besoin, aidez-la à s'exprimer correctement en répétant la phrase qu'elle vient de dire mais en y intégrant les mots justes.

4. Soyez attentif au fait que, comme pour toute personne vieillissante dont les horizons se restreignent, les petits plaisirs de la vie deviennent plus importants pour elle.

5. Réduisez les risques d'accident en surveillant sa capacité à accomplir ses tâches habituelles,

comme cuisiner, conduire ou se déplacer dans la maison.

6. Tentez de décoder la raison de son comportement problématique. Par exemple, son hostilité peut être une façon inconsciente de sauvegarder le peu d'autonomie qui lui reste ou de projeter sur les autres la responsabilité de sa situation. Ou encore, son errance dans la maison à la recherche de sa mère peut être une quête de sécurité. Si la personne est agitée, essayez d'agir sur la cause (cela peut être le signe d'un inconfort physique ou d'une douleur, d'un manque ou d'un excès de stimulation...)

7. Pour désamorcer une crise, tentez de distraire le patient en lui proposant une activité, comme de prendre une collation, par exemple.

8. Ne sous-estimez pas les bienfaits de l'activité physique, car cela canalise son énergie et accroît son bien-être tout en agissant sur son appétit et en favorisant son sommeil.

9. Préparez-vous aux rendez-vous avec son médecin en prenant en note les changements

survenus dans son comportement face à ses proches, ses habitudes alimentaires, son sommeil, ses déficits cognitifs...

10. Pour maintenir votre moral, tentez de miser sur les aptitudes qui demeurent intactes plutôt que vous arrêter seulement aux déficits, et prévalez-vous des ressources du milieu: services de répit ou de maintien à domicile, groupes d'entraide et de soutien...

11. Si la personne atteinte habite à domicile, il vous faudra probablement prévoir son hébergement lorsque la maladie atteindra un stade avancé. Tentez de vous faire à l'idée et renseignez-vous sur les modalités de l'hébergement, de manière à ce que cette transition soit la moins pénible possible.

12. Il reste un point délicat. Un éthicien estime que dans les derniers stades de la maladie, lorsque la personne a perdu le réflexe de manger et de boire, «on devrait reconnaître que la décision de ne pas recourir à une alimentation artificielle doit aussi s'accompagner de la décision de ne pas recourir à l'hydratation

artificielle non plus»[31]. On devra alors informer les proches que si l'on choisit cette voie, la personne va vraisemblablement mourir dans les deux prochaines semaines, et que la déshydratation s'accompagne d'effets sédatifs qui lui permettront de mourir paisiblement. Il s'agit ici d'un enjeu qu'il faut soulever avec la famille avec beaucoup de délicatesse et de compassion.

(Pour un guide complet et bien fait à l'intention des conjoints et des enfants de la personne atteinte, voir le volume de Sophie Éthier, *L'ABC de la maladie d'Alzheimer*, Bayard Canada, 2005)

7. Composer avec une maladie chronique

Il existe une grande variété de maladies chroniques, que ce soit l'arthrite, l'asthme, l'emphysème, le diabète et ses corollaires habituels (insuffisance cardiaque et rénale)... Le tiers des personnes âgées de 65 à 74 ans en souffriraient, et cette proportion passerait à 45% chez les 75 ans et plus[32].

Les symptômes et leur gravité peuvent varier, mais on ne peut manquer d'être impressionné par leur impact cumulatif sur toutes les facettes de la vie de la personne atteinte, que ce soit ses activités quotidiennes, ses relations avec ses proches, son travail, sa situation financière, ses loisirs...

La maladie chronique affecte d'ordinaire le niveau de bien-être, l'autonomie et la maîtrise sur sa vie, de même que le niveau de performance dans ses rôles habituels. Et bien sûr, elle porte atteinte à l'image de soi, à sa façon de voir la vie et à ses projets[33].

La personne atteinte doit faire le deuil de bien des choses qu'elle tenait jusqu'ici pour acquises et lorsque la maladie s'aggrave, elle se voit forcée d'investir beaucoup d'énergie pour accomplir les tâches reliées à son hygiène, à son alimentation ou à l'entretien de son logement.

Stratégies d'adaptation

Le stress généré par les symptômes et les contraintes de la maladie chronique peut donner lieu à des réponses non adaptées, comme la négation prolongée et le refus de se faire suivre médicalement ou de respecter le traitement requis, l'hostilité, la dépression et l'isolement, ou encore l'abus d'alcool, de médicaments ou autres drogues.

La majorité des personnes réussissent toutefois à s'ajuster d'une façon relativement satisfaisante à leur nouvelle condition de vie, et nous examinerons brièvement les principales stratégies auxquelles elles ont recours[34].

1. Les comparaisons positives, comme le fait de se dire qu'«il y a toujours quelqu'un de pire», et d'appuyer cette affirmation par un exemple concret: «Je suis un peu déprimé, mais pas autant que X qui songe parfois à mettre fin à ses jours...» Certaines personnes s'appliquent ces comparaisons à elles-mêmes, se disant par exemple que la journée particulièrement difficile qu'elles ont présentement à vivre

«n'est quand même pas aussi pénible que cette fameuse fois où...».

2. Le fait d'apprendre à se connaître, à pouvoir prédire un peu les variations de leurs symptômes et d'apprendre à prévoir quelles stratégies elles mettront en œuvre. Cette connaissance contribue à consolider le sentiment de contrôler sa vie.

3. D'autres stratégies consistent à développer la capacité de discerner ce qu'on peut raisonnablement demander à ses proches ou à ses amis; à développer un bon sens de l'humour; à entretenir une appréciation positive pour sa capacité de composer avec son état...

4. On pourrait ajouter les nouvelles technologies, que ce soit Internet, les téléphones cellulaires et tous les appareils qui permettent de suivre de près l'évolution de son état de santé. Il nous vient à l'esprit l'exemple d'une femme de 70 ans retenue à la maison par un conjoint atteint d'Alzheimer. Aidée par sa bru et par une voisine, elle se procure un ordinateur et s'initie aux courriels qui lui permettent d'établir un

contact quotidien avec une sœur qui habite au loin, pour le plus grand plaisir des deux intéressées. Aussi, nombre de personnes s'adonnent sur Internet à des jeux qui stimulent leurs capacités cognitives et visitent des sites qui les enrichissent culturellement.

Ces stratégies et beaucoup d'autres permettent à bien des personnes atteintes de se réconcilier avec leur maladie, ses symptômes et ses contraintes, et à atteindre la conviction de vivre malgré tout une vie saine, signifiante et satisfaisante dans son ensemble[35].

8.
Prévenir les atteintes à son intégrité

Négligence et abus

Négligence et abus constituent deux problématiques différentes présentant chacune des facteurs de risque spécifiques. Nous les examinerons donc séparément.

La négligence est un manque d'attention découlant de l'insouciance, de l'indifférence ou de la malice d'un soignant naturel ou formel, ce manque d'attention empêchant la personne âgée de satisfaire ses besoins de base[36].

La négligence peut entraîner la malnutrition, la déshydratation et le manque de soins médicaux, et compromettre aussi le bien-être psychologique, par exemple lorsqu'on laisse la personne âgée isolée.

L'auto négligence peut faire autant de ravages. Pensons au fait de ne pas prendre ses médicaments d'une façon régulière et selon les doses prescrites et au fait de ne pas suivre les directives de son médecin ou d'avoir des comportements à risque, comme de conduire une automobile en ignorant les restrictions apportées à son permis de conduire.

L'auto négligence est souvent le fait de personnes âgées frêles et en perte d'autonomie, aux prises avec un problème d'alcool ou atteintes de démence.

Les mauvais traitements

Voici une synthèse des principaux abus ou mauvais traitements à l'endroit des personnes âgées[37].

Niveau physique

- Privation de soins physiques et de soins médicaux;
- privation de médicaments, ou administration irrégulière ou en doses inadéquates;
- alimentation et hydratation insuffisantes;
- coups, gifles, blessures, brûlures, rudoiement;
- agression sexuelle;
- immobilisation injustifiée du sujet.

Niveau psychologique

- Humilier, blâmer indûment, culpabiliser, harceler, intimider;

- ridiculiser, utiliser un surnom contre la volonté de la personne âgée, infantiliser;
- menacer (de retenir le chèque de pension, d'isoler le sujet ou de le faire héberger, de le punir, physiquement ou autrement);
- s'adresser à la personne avec des cris ou des jurons ou en termes méprisants (agression verbale);
- avoir avec elle des contacts sexuels contre son gré;
- la manipuler, en la privant d'informations ou en faussant celles qu'on lui donne;
- décider pour elle (par exemple, quels vêtements elle va porter) et accroître ainsi sa dépendance.

Niveau social

- Isoler la personne quand des visiteurs se présentent; la priver de contacts, par exemple en lui interdisant de quitter sa chambre;
- inversement, la priver d'intimité;
- la priver de ses rôles, par exemple en lui disant qu'elle est trop vieille pour faire partie de la chorale ou du comité de bénévoles de la paroisse;
- la forcer à remplir des rôles qui ne lui conviennent pas, comme laver des planchers ou des fenêtres.

Niveau matériel et financier

- Encaisser les chèques de pension ou d'assurance du sujet;
- lui voler son argent ou ses possessions ou s'en approprier par la ruse;
- lui demander des frais excessifs pour des services rendus;
- vendre sa propriété ou ses autres biens sans sa permission et s'en approprier les bénéfices;
- lui vendre des biens ou des services qui ne lui conviennent pas (un agent d'assurance a été condamné pour avoir vendu à une femme de 75 ans une assurance médicale couvrant les frais de maternité).

L'infantilisation

L'infantilisation est une forme d'abus fréquente. Infantiliser une personne âgée, c'est diminuer le sentiment de sa compétence en la traitant comme un enfant. En voici des formes fréquentes.

1. La tutoyer ou s'adresser à elle par son prénom sans qu'elle l'ait demandé, ou en tenant pour

acquis que cela lui convient puisqu'elle ne dit rien.

2. Lui faire des remarques paternalistes ou maternantes: «Vous avez mangé toutes vos céréales. C'est bien, ça!» (Plutôt que: «Ça me fait plaisir de voir que vous avez un bon appétit aujourd'hui.»)

3. Ne pas la consulter lorsque ce serait approprié: «Là, on va faire une belle sieste.» (Plutôt que: «Avez-vous le goût de dormir un peu?»)

4. Faire pour elle ce qu'elle pourrait faire elle-même: se laver, se coiffer, manger...

5. Utiliser un langage d'enfant: «un beau dodo» pour «une sieste», «faire un petit pipi» pour «aller à la toilette», «avoir de la grosse peine» pour «pleurer».

6. Utiliser des diminutifs dévalorisants: «une belle petite madame» ou «une petite grand-maman» pour «une femme sympathique» (certaines femmes désignées comme des

grands-mamans n'ont jamais eu d'enfants), «une petite colère» pour «une colère».

7. Faire de la personne âgée sa possession: «Je vais aller coucher mes vieux», «Je vais aller voir mes grands-mamans», «Celui-là, c'est mon plus tranquille»...

8. Réprimer son intérêt sexuel comme on le fait avec un enfant.

Même si elle semble moins dramatique à première vue, l'infantilisation a souvent des effets plus graves qu'un coup ou une blessure, car elle concourt à miner l'estime de soi.

La fréquence des abus

Il est difficile de compiler des statistiques fiables sur la fréquence des abus parce qu'il n'y a pas de définition objective qui serait acceptée par tous, et aussi du fait qu'on ignore la proportion des cas rapportés par rapport aux cas réels.

La victime peut s'abstenir de porter plainte parce qu'elle estime qu'il s'agit d'une affaire de famille, ce qui l'amène à refuser toute intervention extérieure. Elle peut aussi se sentir paralysée par la honte d'en être arrivée là avec ses propres enfants, ou se sentir coupable et juger qu'elle ne reçoit que ce qu'elle mérite.

Il faut aussi compter avec la peur des représailles de la part de l'abuseur, de même que la peur d'être retirée de son foyer, et considérer aussi les obstacles culturels et linguistiques, ainsi que la démence éventuelle de la victime. Ces nombreux facteurs feraient en sorte que la majorité des cas ne seraient pas rapportés.

Le *Comité sénatorial spécial sur le vieillissement*[38] cite une enquête selon laquelle 7% des 65 ans et plus ont indiqué avoir fait l'objet d'une certaine forme de violence émotive ou d'exploitation financière de la part d'un enfant adulte, de leur conjoint ou d'un fournisseur de soins au cours de la période de cinq ans précédant l'enquête.

Dans la grande majorité des cas, cette violence a été exercée par le conjoint. Seuls 1% ont déclaré avoir été victimes de violence physique ou sexuelle.»

L'impact des abus

Plusieurs formes d'abus ont pour effet de miner l'estime de soi des victimes, affectant ainsi leur bien-être et leur satisfaction face à la vie. D'autres abus, qui les privent de leurs biens, peuvent aussi se répercuter sur leur bien-être physique. Bien des formes d'abus ont aussi un impact direct sur la santé physique. Les coûts physiques et affectifs pour les victimes d'abus se doublent donc de coûts économiques et sociaux pour l'ensemble de la société.

Les facteurs de risque

Les causes des atteintes à l'intégrité sont multiples et complexes. Une spécialiste a répertorié plus d'une quarantaine de facteurs de risque[39]. La présentation suivante s'inspire essentiellement de sa contribution, et accessoirement de quelques autres sources.

L'alcoolisme et la toxicomanie de l'abuseur. Sans expliquer tous les cas, la consommation d'alcool et de drogues de la part de l'abuseur se présente comme le facteur associé au plus grand nombre de situations.

La cohabitation avec l'agresseur. Quand l'agresseur n'est pas le conjoint, il s'agit habituellement du fils ou du gendre, puis de la fille ou de la bru.

L'isolement et le manque de soutien. L'isolement contribue au maintien du comportement abusif parce que la victime est privée de recours, et cette situation s'aggrave lorsque l'agresseur la menace de représailles si elle ose se plaindre à qui que ce soit.

Les problèmes cognitifs et comportementaux de la victime. Les personnes les plus à risque sont celles qui dépendent d'un proche pour leurs besoins de tous les jours, surtout lorsqu'elles ont des comportements difficiles à supporter, comme la confusion, l'agressivité, l'errance ou l'incontinence. L'excès de stress risquera alors de transformer le soignant en abuseur.

La co-dépendance. La victime et l'abuseur sont souvent tous les deux en perte d'autonomie et aux prises avec des symptômes dépressifs. Il se produit alors un chassé-croisé entre la relation soignant/soigné et la relation abuseur/victime.

Les antécédents de violence familiale. Enfin, les conjoints qui présentent un historique de violence conjugale sont susceptibles de continuer leurs comportements violents à la vieillesse.

Intervention et prévention

La responsabilité du dépistage revient en premier lieu au personnel des salles d'urgence, aux médecins de famille et aux intervenants engagés dans le maintien à domicile. Les proches qui n'habitent pas avec la personne âgée peuvent aussi être vigilants à ce niveau, de même que les policiers et les travailleurs communautaires.

Indices pour le dépistage

On sera particulièrement attentif aux symptômes qui ne sont pas facilement compatibles avec l'explication que la personne en donne, ou encore à sa résistance à verbaliser sur l'origine des marques qu'elle porte. Voici une liste d'indices à cet effet[40]:

Violence physique: peur des soignants, blessures ou brûlures inexpliquées ou inhabituelles, retard à se faire soigner, tendance à changer de médecin, blessures au cuir chevelu, marques de cordes aux poignets et aux chevilles, abus de sédatifs.

Violence psychologique: peu d'estime de soi, confusion, tendances suicidaires, nervosité et évitement du contact visuel avec le soignant, peur de l'abandon, léthargie, isolement, tics nerveux et autres problèmes de comportement.

Abus sexuel: douleurs, démangeaisons, lésions ou saignements dans la zone génitale ou anale, maladie vénérienne, sous-vêtements déchirés ou tachés de sang.

Exploitation financière: disparition inexpliquée de biens, factures impayées, mauvaise connaissance de sa situation financière, modification soudaine du testament, manque du nécessaire, retrait inhabituel dans un compte de banque.

Négligence: malnutrition, déshydratation, vagabondage, chauffage et éclairage insuffisants, apparence négligée, manque d'hygiène, mauvais état de la peau ou marques d'alitement prolongé, problèmes médicaux non traités, abus d'alcool ou de médicaments, prothèses dentaires, lunettes ou prothèses auditives manquantes.

Pour aller plus loin, il faut obtenir la collaboration de la victime, ce qui ne va pas toujours de soi. À moins d'être atteinte de démence et d'avoir été déclarée inapte, toute personne a en effet le droit de disposer d'elle-même, et donc de refuser tout traitement ou toute aide, même lorsque celle-ci est nettement requise[41].

Puisque le stress est au moins un facteur précipitant, toutes les mesures visant à diminuer la pression sur le proche aidant constituent un premier niveau d'intervention: programmes de maintien à domicile, popote roulante, fréquentation de centres de jour, accès à des centres d'hébergement de 24 ou 48 heures permettant à la personne soutien d'avoir un peu de répit...

On peut également aider le proche aidant à mieux comprendre sa relation avec la personne âgée. Cette démarche pourra lui permettre de prévenir certaines de ses réactions hostiles à l'endroit du sujet âgé, et de mieux tenir compte des besoins de ce dernier, tout en respectant davantage ses propres limites. Les abuseurs tendent toutefois à résister à s'engager dans une relation de coopération avec un intervenant.

Les atteintes à l'intégrité en établissement

Les abus physiques en établissement sont davantage susceptibles de survenir lorsque les intervenants souffrent d'épuisement professionnel et lorsqu'ils sont eux-mêmes assaillis physiquement ou verbalement par les résidents. Un rapport sur les abus souligne que «l'alourdissement des clientèles, un personnel insuffisamment formé et l'uniformisation des services sont autant d'éléments susceptibles de mener à des situations déplorables»[42].

On fait état «de repas froids ou peu équilibrés, mais aussi du rythme accéléré auquel on nourrit les personnes. Les horaires des repas, tout comme ceux des couchers et des réveils, sont également considérés comme très pénalisants pour les personnes âgées.» On note aussi «l'enrégimentation et l'infantilisation, et certaines formes d'interpellation qui vont du manque de respect à l'assaut verbal».

On peut aussi ajouter la manipulation négligente des objets appartenant à un résident âgé. Cette situation peut atteindre la personne âgée dans son intégrité, car les objets auxquels elle est attachée représentent souvent pour elle un sentiment de continuité avec sa vie passée, un sentiment de confort et de sécurité, un sentiment d'appartenance, et peut-être même le sentiment d'exercer une certaine maîtrise sur son environnement[43]. C'est dire tout le respect que l'on doit manifester pour ces objets.

Une responsable des enquêtes à la Commission des droits de la personne a fait un résumé des dix-neuf dossiers touchant des personnes âgées qu'elle a eu à traiter[44]. Treize dossiers portaient sur l'exploitation financière; cinq mettaient en cause la qualité des soins et le manque de surveillance et de sécurité, surtout dans des résidences privées; un seul cas concernait la violence physique (mais ces plaintes sont sans doute surtout adressées aux services de police).

Dans le suivi, on a reçu une collaboration efficace des CLSC, soit pour des services de maintien à domicile ou pour une réévaluation en vue d'une augmentation des services offerts. D'autres instances ont été mises à contribution, comme le Curateur public, les Services d'incendie ou de police, les institutions bancaires et les responsables locaux des plaintes dans les établissements.

Quelques conseils à l'intention des personnes âgées[45]

1. Faire son testament et le revoir périodiquement, sans toutefois le changer à la légère.

2. Y penser sérieusement avant de donner sa maison ou ses biens à quelqu'un qui s'engage «à bien prendre soin de vous».

3. Ne signer aucun document que ce soit avant de l'avoir bien compris. Au besoin, demander l'avis d'une personne en qui on a confiance.

4. Se tenir bien au courant de sa situation financière et de la façon de la gérer.

5. Faire déposer directement dans son compte de banque ses différents chèques de pension.

6. Ne pas dépendre exclusivement de la famille immédiate pour sa vie sociale. Cultiver des amitiés et avoir des confidents à l'extérieur.

7. Y penser à deux fois si un enfant adulte qui a eu une vie mouvementée et difficile veut venir vivre avec vous. Penser plutôt à l'aider à s'organiser chez lui.

9.
Vivre ses deuils

Selon Statistique Canada, il y avait au pays en 2006 plus de 1 250 000 veuves et plus de 300 000 veufs. Comme il s'agit en grande majorité de personnes âgées, c'est dire à quel point l'expérience du deuil est répandue dans leurs rangs.

Pour la plupart d'entre nous, la perte d'un proche a été ou sera l'une des expériences les plus éprouvantes de notre vie. Le deuil s'accompagne d'une panoplie de réactions, de perturbations et de symptômes. Il peut entraîner toutes sortes de conséquences sur la santé physique et mentale, et même contribuer à une mort prématurée[46].

Voici un inventaire des réactions normales de deuil[47].

Au plan affectif

- Se sentir en état de choc ou engourdi.
- Se sentir déprimé, abattu, désespéré.
- Détresse, anxiété, peurs, inquiétudes.
- Perte du désir sexuel.
- Colère, irritabilité.
- S'ennuyer fortement du défunt.

- Se sentir soulagé et libéré par sa mort (surtout si le défunt était souffrant, si son état nécessitait beaucoup de soins, ou encore, s'il avait une personnalité difficile).

Au plan cognitif

- Se sentir hanté par le souvenir du défunt et avoir des pensées intrusives à son sujet.
- Sentir sa présence.
- Sentir que sa mort n'est pas réellement survenue.
- Sentiment d'impuissance, baisse de l'estime de soi.
- Problèmes de mémoire et difficulté à se concentrer.

Au plan des comportements

- Se sentir tendu, agité, incapable de se calmer; hyperactivité.
- Fatigue.
- Recherche du défunt (dans les endroits qu'il fréquentait ou dans les foules).

- Pleurer, sangloter.
- Être porté à se retirer.
- Idéaliser le défunt, ou au contraire, lui adresser des reproches.

Au plan physiologique

- Tensions à la gorge et à la poitrine.
- Perte d'appétit et de poids, sommeil perturbé.
- Se sentir épuisé.
- Plus grande vulnérabilité à la maladie.
- Malaises divers, notamment problèmes digestifs et palpitations cardiaques.
- Hypersensibilité au bruit.

Rappelons que ces réactions sont normales, surtout dans les six premiers mois du deuil.

Outre l'impact affectif, le décès d'un conjoint peut aussi avoir des conséquences sur la sécurité financière du veuf ou de la veuve, sur son niveau de vie, sur l'organisation concrète de sa vie, ainsi que sur la composition et l'efficacité de son réseau de soutien.

Mais la plupart des endeuillés s'en sortent relativement bien. Différentes études font en effet ressortir le fait qu'avec l'âge, les émotions perdent de leur intensité, que ce soit pour des raisons physiologiques ou parce que les personnes âgées ont appris à les maîtriser et les moduler de manière à éviter les extrêmes. Ce phénomène tendrait à limiter l'intensité et la durée des réactions associées au deuil[48].

De nombreuses recherches démontrent ainsi que si la perte du conjoint tend à entraîner une baisse significative du sentiment de bien-être, ce sentiment revient à son niveau antérieur au terme d'une période allant d'un à deux ans[49].

Les facteurs de risque

De multiples facteurs peuvent concourir à rendre le deuil plus exigeant. En voici quelques-uns.

1. Les facteurs de personnalité

Les gens disposent d'une stabilité émotive plus ou moins grande. Les sujets instables, anxieux et dotés d'une faible estime de soi tendent à avoir davantage de difficulté à s'ajuster à un deuil.

2. Les facteurs concurrents de stress

Pour les endeuillés âgés, la principale forme de stress émane des soins dispensés au conjoint durant la maladie conduisant à sa mort. Lorsque le rôle de soignant n'a pas excédé les ressources du survivant, celui-ci émerge de l'expérience avec la conscience du devoir accompli et le sentiment de disposer des ressources nécessaires pour faire face d'une façon positive à son deuil.

Un stress excessif vécu avant le décès tendra au contraire à entraîner une plus grande difficulté à vivre son deuil et davantage de symptômes dépressifs.

3. La perception que la mort aurait pu être prévenue

Les survivants ont davantage de difficulté à se réconcilier avec la mort de leur proche s'ils estiment que celle-ci aurait pu être prévenue ou retardée. Par exemple, on a observé davantage de colère chez des endeuillés qui attribuaient la responsabilité du décès de leur proche à une négligence importante de la part du personnel soignant[50].

4. La disponibilité du soutien

Pour les personnes âgées, les membres de la famille apportent de l'aide dans des situations précises en même temps qu'ils entretiennent un sentiment de sécurité et d'appartenance. En revanche, c'est surtout auprès de leurs amis que les gens âgés trouvent leurs confidents et leurs compagnons d'activités, et ceci semble s'appliquer aussi à leur parcours de deuil[51].

Le deuil comme défi

On était autrefois porté à concevoir le deuil un peu comme une maladie dont on finissait par se remettre. Mais de nos jours, plusieurs auteurs le voient plutôt comme une expérience d'apprentissage de nouvelles tâches :

«Le deuil est essentiellement une question d'apprendre à vivre de nouveau d'une façon signifiante, ce qui implique que l'on se confronte à des tâches précises.»[52] C'est en bonne partie sous l'inspiration de ces auteurs que nous avons préparé la liste des tâches suivantes.

1. Reconnaître la perte

L'endeuillé doit commencer par se situer dans la réalité du décès. Il doit se faire une idée précise et exacte des facteurs qui ont entraîné la mort et des circonstances qui l'ont entourée. Ceci devrait lui permettre de diminuer son anxiété et sa confusion.

2. Réagir à la séparation

Il doit se permettre d'éprouver la douleur de la séparation, c'est-à-dire sentir, identifier, accepter et exprimer toutes et chacune des émotions reliées à la perte. On pense au fait d'éprouver de la colère, de la détresse ou de se sentir coupable, par exemple.

3. Revivre sa relation avec le défunt

L'endeuillé doit se remémorer sa relation avec le défunt, avec ses hauts et ses bas, ses aspects positifs et ses aspects négatifs, et revivre les sentiments associés à cette relation. D'une fois à l'autre, ces sentiments vont perdre un peu de leur intensité, et l'endeuillé va passer de la présence physique au souvenir douloureux, puis du souvenir douloureux au souvenir agréable.

Cette démarche peut se faire à l'aide de souvenirs tangibles reliés au défunt, comme des photos et des lettres, et aussi en échangeant des souvenirs avec les personnes qui l'ont connu.

4. Développer une nouvelle relation avec le défunt

L'endeuillé doit laisser aller l'univers qui a cessé d'exister avec la mort de l'être cher, et renoncer à ses habitudes reliées au défunt, comme de mettre un couvert à table pour lui ou de composer son numéro de téléphone pour se confier à lui. Il doit ainsi trouver des façons de satisfaire les besoins qui étaient autrefois satisfaits par le défunt.

Si la mort n'est pas niée et que le survivant s'investit dans la vie qui continue, il n'y a rien de malsain à ce qu'il garde un lien avec le défunt. Ce lien peut se manifester de multiples façons, comme de se sentir influencé par le défunt, d'entretenir son souvenir, de lui demander son aide, de prier pour lui, de visiter sa tombe, de conserver des photos ou des objets lui ayant appartenu...

Cette énumération des tâches n'enlève rien au caractère souvent long, pénible et imprévisible du parcours du deuil et on admet de plus en plus que dans bien des cas, on ne s'en remettra jamais tout à fait et qu'on devra apprendre à vivre avec sa perte, laquelle s'accompagnera toujours d'un peu de tristesse.

Indices d'un deuil compliqué

Voici une liste d'indices permettant de repérer les endeuillés en difficulté qui requièrent une aide professionnelle. Ces indices correspondent aux symptômes d'un deuil compliqué[53].

1. Grande sensibilité aux expériences de perte et de séparation et anxiété élevée en rapport à sa propre mort ou à celle de ses proches.

2. Hyperactivité visant à éviter l'émergence d'idées ou de sentiments réprimés.

3. Idéalisation excessive et persistante du défunt.

4. Pensées intrusives reliées au défunt, ennui intense et recherche du défunt.

5. Sentiment d'engourdissement et incapacité d'éprouver les émotions typiques du deuil.

6. Peur de l'intimité et relations interpersonnelles perturbées.

7. Problèmes de comportement pouvant inclure la dépendance à l'alcool ou à d'autres drogues.

8. Présence persistante de colère, d'irritabilité et de sentiments dépressifs.

9. Sentiment que son univers s'est écroulé et qu'on n'a pas de prise sur ce qui arrive.

Ces indices s'apparentent beaucoup aux réactions d'un deuil normal, et c'est leur persistance qui rend le deuil problématique. Les endeuillés qui manifestent plusieurs de ces symptômes plus d'un an après le décès ont besoin d'un accompagnement spécialisé et il faut les aider à s'en prévaloir.

Points de repère à l'intention des endeuillés

On trouvera à l'Annexe 2 des points de repère à l'intention des personnes aux prises avec un deuil.

10.
Cheminer vers sa mort

On utilise l'expression mort appropriée pour désigner les facteurs qui contribuent à rendre la mort plus acceptable, à la fois pour le mourant et pour ses proches[54]. Cette expression encourage tous les acteurs impliqués, mourant, famille et soignants, à faire en sorte que la mort soit pour chacun d'eux une expérience la plus humaine possible.

La *mort appropriée* et ses caractéristiques

Une mort appropriée est une mort qui n'apparaît pas seulement comme une fatalité, mais aussi comme une expérience sur laquelle on peut exercer un certain contrôle. Voici les caractéristiques d'une mort appropriée en fonction des personnes âgées[55]:

1. Le fait pour le mourant d'être en paix avec la perspective de sa mort.

2. Le fait que ses souffrances étaient contrôlées.

3. Le fait que la mort survienne au bon moment.

4. La qualité de sa relation avec son conjoint ou sa conjointe.

5. Le fait de mourir chez lui plutôt qu'en établissement.

6. Le fait que les soins n'excèdent pas les ressources des proches.

7. Le fait qu'il ait eu la chance d'avoir une vie bien remplie.

8. Le fait que le mourant ait mis ses affaires matérielles en ordre.

9. Le fait qu'il ait fait ses adieux à ses proches.

Le fait que la mort survienne au bon moment représente un équilibre entre une mort subite ou rapide qui peut empêcher le mourant de s'acquitter d'un certain nombre de ses tâches, et une mort qui survient après un long délai, ce qui peut entraîner davantage de souffrance et d'indignité pour le mourant, et un stress excessif pour les proches.

Il faut nuancer la cinquième caractéristique portant sur la mort à domicile, car celle-ci peut s'avérer très difficile à vivre pour les proches, en particulier pour le conjoint âgé. Par exemple, le mourant peut être en proie à des douleurs insupportables, incapable de se nourrir ou de boire, s'étouffer, vomir à répétition, être incontinent, confus...

Dans de tels cas, il est plus approprié que la mort survienne en établissement. Des recherches montrent que les soignants aux prises avec de telles situations sont à risque de dépression ou de symptômes de stress post-traumatique[56]. Cela donne à réfléchir.

Les tâches du mourant

Ces indicateurs permettent de traduire la mort appropriée en un certain nombre de tâches à l'intention du mourant. On pourrait objecter que ce dernier a bien assez de mourir et qu'on n'a pas à lui imposer des devoirs en plus. Mais le concept de tâches peut permettre aux proches et aux intervenants de contribuer à ce que la mort soit moins regrettable et plus acceptable, ce qui favorisera aussi bien le parcours du mourant que celui des survivants après le décès.

Ces parcours surviennent toutefois dans un contexte qui est chargé d'impondérables découlant aussi bien de la nature des symptômes et de l'évolution de la maladie que des contraintes organisationnelles, sans oublier la dynamique familiale du mourant. Il faut donc demeurer réaliste dans ses attentes.

Venons-en maintenant à la formulation de ces tâches du mourant.

1. Accepter le fait qu'il va mourir. Il s'agit d'admettre la réalité de l'imminence de son décès, et ensuite de s'ajuster affectivement à cette réalité, au moins d'une façon relative.

Ceci implique que le mourant ne soit pas en négation totale. Par exemple, s'il est en phase terminale mais qu'il se montre convaincu qu'il va guérir et aller jouer au golf dans deux mois, il ne sera évidemment pas motivé à s'investir dans ses différentes tâches. Le mourant a souvent besoin d'être aidé délicatement à cheminer à son rythme dans la prise de conscience de son état et dans l'ajustement à cette réalité.

2. Mettre de l'ordre dans ses affaires financières et juridiques, notamment par un testament à jour et clair, un mandat en cas d'inaptitude et un testament biologique.

Certaines personnes meurent en laissant des successions qui sont des fouillis, et qui prendront des années à se régler, ceci à grands frais. D'autres successions non planifiées se règlent sans fracas apparent, mais en lésant certains proches du défunt ou en dressant pour longtemps les survivants les uns contre les autres.

Une mort appropriée est une mort qui est vécue dans le respect de ses proches, et ce respect implique que, sans tomber dans l'obsession, le sujet ait pris les dispositions nécessaires pour éviter à ses survivants les ennuis décrits plus haut.

3. Prévoir l'avenir immédiat, en concertation avec les proches: soins à recevoir, endroit où l'on souhaite mourir, personnes à contacter...

Nous avons dit un mot plus haut sur la mort à domicile versus la mort en établissement. Mais il y a d'autres enjeux aussi, et bien des personnes meurent dans des circonstances qui ne reflètent pas leurs préférences. Dans ce sens, on peut les aider à préciser les soins qu'elles souhaitent recevoir et ceux dont elles ne veulent pas, le genre de funérailles qu'elles désirent (religieuses ou non, etc.), les personnes qu'elles aimeraient voir à leur chevet, etc.

4. Revoir sa vie et intégrer les expériences non finies.

Un spécialiste estime que «la relecture de vie peut offrir au mourant une démarche d'affirmation et de validation de la vie qu'il a vécue en même temps qu'une façon de faire ses adieux à ses proches»[57]. La section 3 nous a permis de nous familiariser avec ce phénomène majeur ainsi qu'avec ses enjeux.

5. Faire ses adieux.

Dire un dernier au revoir est la meilleure façon de terminer une relation. Par ce geste, le mourant exprime que la personne est importante pour lui, qu'il éprouve pour elle du respect et de l'affection. Le dernier au revoir n'a pas nécessairement lieu juste avant le décès, et il prend souvent la forme d'allusions voilées à cette ultime séparation plutôt que celle d'un adieu formel. Le mourant peut profiter d'une conversation apparemment anodine avec un de ses proches pour lui exprimer son affection, et ce n'est parfois qu'après coup que celui-ci découvrira la signification latente de cette dernière rencontre.[58]

Une telle expérience aide le mourant à partir en paix et inspire également aux survivants un sentiment de paix et de gratitude qui tendra à faciliter leur deuil[59]. En revanche, il se produit bien des au revoir manqués, surtout lorsque le mourant et ses proches se sont installés dans une conspiration du silence entourant la mort. Lorsque les adieux n'ont pas été faits, les survivants pourront les faire d'une façon symbolique par la suite, par exemple en écrivant une lettre d'adieu posthume.

La cérémonie des funérailles permet aussi aux proches de faire leurs adieux à leur être cher, surtout via des témoignages personnalisés. Il arrive aussi que le mourant ait écrit un message qui sera lu à ce moment.

Les tâches des proches

Les proches aussi ont leurs tâches à accomplir. En voici une brève énumération.

1. Faire face à la réalité de la perte et s'y ajuster.

2. Identifier les pertes antérieures réactivées par les pertes présentes et y faire face.

3. Aider le mourant à progresser dans ses propres tâches.

4. Demeurer engagés tout en restant conscients de leurs besoins et limites personnelles ainsi que des exigences de leurs autres rôles: conjoint, parent, travailleur...

5. Trouver l'équilibre entre profiter du temps limité qui reste pour vivre des choses significatives avec le mourant, et se contenter d'accueillir ce qui se passe sans rien forcer.

6. Se faire une image signifiante du mourant, en fixant dans leur mémoire une scène particulièrement touchante ou un détail significatif, comme un de ses sourires, une des ses paroles ou un de ses gestes.

7. Terminer les choses non finies. Ceci prend souvent la forme d'un pardon que l'on demande ou que l'on donne: «Je sais que je n'ai pas toujours été à la hauteur, mais je t'ai

beaucoup aimée». «Ça n'a pas toujours été facile entre nous, mais je vais toujours garder un bon souvenir de toi.»

8. Faire ses adieux au mourant et lui donner la permission de mourir. Les paroles qui précèdent constituent des façons simples de faire ses adieux, et ceux-ci représentent toujours une permission qui lui est faite de mourir. À l'inverse, il arrive que des proches s'accrochent au mourant comme pour le retenir.

Il arrive que le mourant décède peu de temps après que ses proches lui aient donné la permission de mourir. S'agit-il d'une coïncidence? Chose certaine, cette démarche est de nature à favoriser la détente du mourant et l'harmonie entre lui et ses proches.

Les tâches de l'intervenant

En plus de ses fonctions spécifiques au plan de la dispensation des soins, l'intervenant a aussi des tâches au plan de l'accompagnement. En voici quelques-unes, à titre de points de repère.

1. Faire face à ses propres émotions provoquées par le cheminement du mourant.

2. Trouver son équilibre entre l'implication et une certaine distance émotive.

3. Aider le mourant et les proches à s'acquitter au mieux de leurs tâches respectives. En particulier, aider les proches à faire face à leurs peurs, leur peine, leur colère et leur culpabilité et à avoir une communication vraie avec le mourant.

4. Aider les proches à reconnaître que la fin est imminente et à faire leurs adieux au mourant, au besoin en servant soi-même de modèle.

5. Demeurer en contact avec ses limites personnelles, en étant capable de dire: «Je ne sais pas», «Je ne suis pas capable», «Ça n'est pas possible pour moi».

Pour une présentation plus élaborée de différents thèmes reliés à la mort et au deuil, on pourra consulter *Psychologie du mourir et du deuil*[60].

En guise de conclusion

Nous terminons avec une image utilisée par un philosophe pour camper la trajectoire humaine[61], image que nous proposons à votre réflexion.

Une vie humaine devrait être comme une rivière.
Petite au début,
Étroitement enserrée entre ses rives,
Et s'élançant avec passion
Au-delà des rochers et des chutes.
Graduellement, la rivière devient plus large,
Les rivages s'éloignent,
Les eaux coulent plus doucement.
Et à la fin, sans aucune rupture visible,
Ces eaux se fondent dans la mer.

Annexe 1 - Un guide pour revoir notre vie

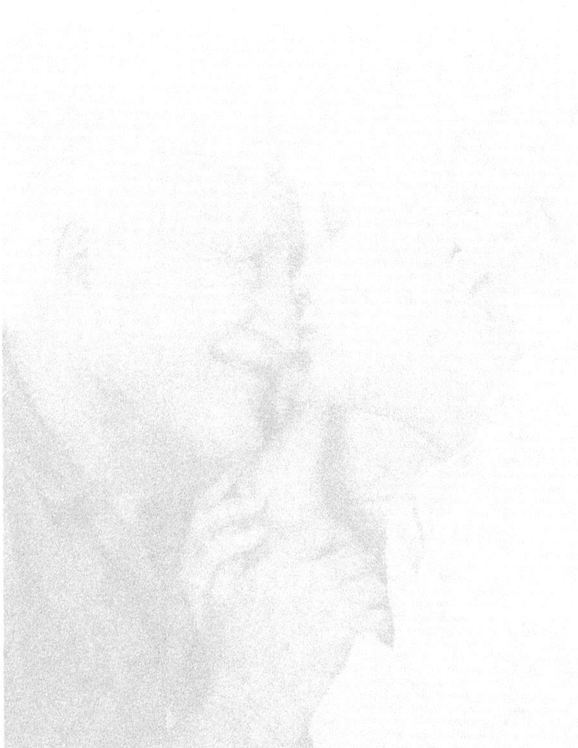

Voici une liste de questions destinées à nous guider dans la relecture de notre vie. Elles proviennent du volume suivant : Jean-Luc Hétu, *Bilan de vie, Quand le passé nous rattrape*, Montréal, Fides, 2000, et elles sont reproduites ici avec l'autorisation de l'éditeur. Ces questions sont regroupées par thèmes et on peut y répondre mentalement seulement, mais de préférence par écrit, car les mots écrits donnent plus de réalité à nos perceptions, à nos émotions et à nos évaluations.

Si on a la chance d'avoir un conjoint ou un ami qui est prêt à faire de même, une mise en commun de nos réponses constitue une excellente façon d'approfondir la démarche.

Si certaines questions nous parlent moins ou nous ramènent au contraire à des expériences trop difficiles, on peut les sauter, quitte à y revenir par la suite. Dans le cas des questions trop difficiles, on peut demander à une personne en qui on a confiance de nous aider à les aborder.

1. La famille d'où je viens

Quels sont mes souvenirs d'enfance les plus nets concernant ma mère? Concernant mon père? Quel genre de femme était ma mère? Quel genre d'homme était mon père? Quels étaient la principale qualité et le principal défaut de ma mère? De mon père? En quoi ces qualités et ces défauts m'ont-ils marqué?

Mes parents s'entendaient-ils bien? Quels étaient les points de friction entre eux? Dans l'ensemble, ont-ils eu une vie heureuse? Est-ce que je m'entendais bien avec ma mère lorsque j'étais enfant? ...Adolescent? Et avec mon père?

Quels ont été les meilleurs moments de mon enfance? De mon adolescence? Les moments ou les périodes les plus difficiles? Dans l'ensemble, est-ce que je dirais que j'ai eu une jeunesse heureuse ou difficile? Ma relation avec chacun de mes parents a-t-elle évolué par la suite? Quelle sorte d'enfant ai-je été pour mes parents? En quoi ai-je été pour eux une source de fierté? ...Une source d'inquiétude?

Aujourd'hui, est-ce que je peux dire que je suis réconcilié avec les parents que la vie m'a donnés ou si j'ai encore des choses à leur pardonner?

(S'il y a lieu) Quels étaient mes rapports avec mes soeurs et mes frères lorsque j'étais jeune? Quels étaient les points de friction entre nous? Quels étaient les points sur lesquels on se sentait complices? Comment notre relation a-t-elle évolué au fil des ans? Aujourd'hui, de qui est-ce que je me sens le plus proche dans ma famille?

2. (S'il y a lieu) Mon couple et la famille que j'ai fondée

Comment s'est fait le choix de mon conjoint? Dans les premières années de notre union, mon conjoint s'est-il révélé différent de celui que j'avais connu lors de nos fréquentations? A-t-il changé par la suite? Pour le mieux ou pour le pire? Ai-je réussi à m'ajuster à ces changements?

Quels sont les événements qui ont le plus marqué ma vie de couple? Quelles ont été les plus grandes satisfactions de ma vie de couple? Les plus grandes difficultés? Ai-je vécu le grand amour? Ai-je déjà pensé à divorcer? Ai-je eu des relations extra-conjugales? Mon conjoint en a-t-il eu? Si oui, quel impact ces expériences ont-elles eu sur notre couple?

Aujourd'hui, est-ce que je peux dire que je suis réconcilié avec les limites et les torts de mon conjoint, ou si j'ai encore des choses à lui pardonner? (Si j'ai eu un deuxième conjoint, reprendre la démarche avec cette deuxième personne.)

(S'il y a lieu) L'enfant ou les enfants que j'ai eu(s) ont-ils été planifiés? Etait-ce d'un commun accord? Sinon, comment me suis-je ajusté à leur arrivée? Comment mon conjoint s'est-il ajusté? Nous sommes-nous impliqués à parts égales dans leur éducation? Est-ce que nous parvenions à nous entendre sur la façon de les éduquer? Quelles ont été mes plus grandes satisfactions et mes principales difficultés dans mon expérience de parent?

Dans l'ensemble, ma vie familiale a-t-elle été réussie? Quand je regarde ce que mon ou mes enfants sont devenus, est-ce que je me dis que je serais prêt à recommencer?

3. L'école, le travail et moi

Quels sont les meilleurs souvenirs de mes études primaires? Les moins bons souvenirs? ...de mes études secondaires? ...de mes études collégiales ou autres? Quels sont les enseignants qui m'ont le plus marqué? De quelle façon? Leur ai-je déjà dit? Etais-je dans l'ensemble un bon étudiant? Ces études m'ont-elles bien préparé aux emplois que j'ai occupés par la suite?

Quel a été mon premier emploi? Comment m'en suis-je tiré dans l'ensemble? Quels sont les principaux emplois que j'ai occupés par la suite? Quel est celui que j'ai préféré? Qu'est-ce que j'appréciais le plus dans ce travail? Quel est l'emploi que j'ai trouvé le plus difficile? Le moins valorisant?

Quel est le supérieur ou le patron que j'ai le plus apprécié? Pourquoi? Dans ma vie de travail, y a-t-il eu une personne qui m'a aidé d'une façon particulière à faire ma place et à faire l'apprentissage de mon métier? Dans l'ensemble, est-ce que je dirais que ma vie de travail m'a permis de donner ma pleine mesure et de me réaliser pleinement ou si elle a été surtout un gagne-pain? Si c'était à refaire, est-ce que j'orienterais différemment ma vie professionnelle?

4. Mon image corporelle, ma sexualité et ma santé

Comment percevais-je mon corps quand j'étais jeune? Y a-t-il des parties de mon corps dont j'avais honte (comme des oreilles trop grandes, un nez trop long ou trop retroussé...)? Y a-t-il des parties de mon corps dont j'étais fier? Étais-je doué pour les sports? Pour les activités manuelles?

Aujourd'hui, dirais-je que je me trouve beau ou belle, que je parais bien, ou y a-t-il des parties de mon corps dont je suis moins satisfait?

Dans quel contexte ai-je vécu mes premières expériences sexuelles? Ces expériences m'ont-elles marqué? Ai-je déjà été forcé à avoir des contacts sexuels non désirés? Ai-je déjà forcé quelqu'un à avoir avec moi un contact sexuel non désiré? Comment ai-je composé avec ces expériences par la suite?

Ma façon de voir la sexualité a-t-elle évolué avec le temps? Si oui, dans quel sens? Quel est mon niveau de satisfaction face à l'ensemble de ma vie sexuelle?

La vie m'a-t-elle doté d'une bonne santé? Quels sont les principaux problèmes de santé que j'ai eus?

Ces problèmes ont-ils eu un impact sur ma vie professionnelle? Sur mon rôle de conjoint ou de parent? Ces problèmes ont-ils modifié ma façon de voir la vie? À quel âge ai-je commencé à me préoccuper de ma santé (alimentation, exercice, etc.)?

Jusqu'à quel point suis-je réconcilié avec le physique que la vie m'a donné? Avec les contraintes apportées par les maladies que j'ai eues? Avec les transformations que mon corps a subies à mesure que je vieillissais?

5. Mes amis, mes ennemis... et les autres

Quelles sont les personnes dont je me suis senti le plus près, aux différentes périodes de ma vie? (Si ces personnes étaient plus âgées que moi, elles ont pu jouer le rôle de guide ou de mentor. Sinon, il s'agissait plutôt d'amies.) Qu'est-ce que chacune de ces personnes m'a apporté? Ai-je déjà eu l'occasion de leur exprimer que je les appréciais? Suis-je encore en contact avec elles? Sinon, comment chacune de ces relations s'est-elle terminée? Dirais-je que je me suis complètement ajusté au fait que ces relations se soient terminées?

Y a-t-il des personnes qui m'ont amené à me sentir utilisé, abandonné, trahi, exploité? Y a-t-il des personnes qui ont pu se sentir utilisées, abandonnées, trahies ou exploitées par moi?

Est-ce que je comprends mieux aujourd'hui pourquoi ces événements se sont produits? Est-ce que j'ai encore des choses à pardonner à certaines personnes? À me faire pardonner par certaines personnes?

6. L'argent et moi

Est-ce que je me souviens de ma première tirelire? De mon premier achat? De quoi s'agissait-il et comment avais-je pris la décision? Quelles étaient la politique et l'attitude de mes parents face à mon argent de poche?

À quel âge et dans quelles circonstances ai-je gagné mes premiers sous? Quel est l'emploi qui m'a procuré mon premier salaire? Qu'est-ce que j'ai fait avec mes premières payes? Quelles sont les plus grosses dépenses que j'aie faites? Avec le recul, ces choix ont-ils été judicieux? Quels sont les imprévus qui m'ont mis en déséquilibre, au plan financier? Quelles ont été mes plus grandes peurs? Que représente l'argent pour moi?

Quelles sont les personnes qui m'ont le plus aidé, financièrement? Quelles sont celles que j'ai le plus aidées? Quelles sont les causes qui me tiennent le plus à coeur? Les dons que je fais reflètent-ils mes valeurs? Comment est-ce que je prévois répartir mes biens à mon décès? Cette répartition reflète-t-elle mon appréciation pour les personnes qui se soucient de moi et pour les causes qui me tiennent à coeur?

Dans l'ensemble, suis-je satisfait de la façon dont j'ai géré mes biens? Au plan matériel, la vie a-t-elle été généreuse avec moi? Si j'ai au contraire souffert de la pauvreté ou de l'insécurité, jusqu'à quel point me suis-je réconcilié avec ce fait? Jusqu'à quel point ai-je réussi à être généreux avec ce que j'avais?

7. La perte de mes proches, de mes trésors et de mes rêves

Quels sont les êtres auxquels j'étais le plus attaché et dont la vie m'a séparé? Quels sont les objets auxquels je tenais beaucoup auxquels j'ai dû renoncer un jour? Quels sont les rêves que je portais et qui ne se sont pas réalisés? A quel âge ai-je vécu chacune de ces pertes? Comment ai-je réagi à chacune d'entre elles?

Qu'est-ce qui m'a aidé à m'ajuster à ces pertes? Qu'est-ce qui m'a nui dans cette démarche? Quelles sont les personnes qui m'ont manifesté le plus de compréhension et de soutien dans ces deuils? Sur une échelle de dix, quel serait aujourd'hui mon niveau d'ajustement par rapport à chacune de ces pertes? Dans l'ensemble, ai-je pardonné à la vie de m'avoir enlevé tout ce qu'elle m'a enlevé?

8. Ma façon de voir la vie et de voir ma vie

Est-ce que j'ai trouvé des réponses aux grandes questions de la vie: d'où on vient, où on va, ce qu'on fait sur terre... Est-ce que je crois en Dieu? Si oui, ce Dieu-là a-t-il des attentes ou des exigences à mon endroit? Quelles sont-elles? Mes croyances religieuses ont-elles évolué avec le temps? Si oui, dans quel sens? Y a-il des événements qui m'ont amené à remettre en question certaines de mes croyances? M'arrive-t-il de douter de mes croyances et de trouver la vie absurde?

Quels sont les points ou les situations à propos desquels j'ai eu le plus de difficulté à être fidèle à mes valeurs ou à mes objectifs: partager, faire confiance à la vie, être fidèle en amour et en amitié, m'accepter tel que je suis, prendre la vie du bon côté, accepter d'être déçu par mes proches, etc.

M'arrive-t-il d'être troublé par la question de la mort? Ai-je peur de ce qui peut m'arriver à mesure que je vais continuer de vieillir?

Quand je regarde ce que ma vie a été jusqu'ici, quelles sont mes principales raisons d'être fier? Quels sont mes principaux regrets? Si c'était à refaire, y a-t-il des choses que je changerais dans ma vie? Quand je regarde l'ensemble de ma vie, quel est le sentiment qui domine en moi: la nostalgie, la fierté, la satisfaction, le regret, la sérénité, l'aigreur, l'inquiétude, la gratitude?

Est-ce que j'éprouve le besoin de partager avec un confident les sentiments que j'ai ressentis en faisant cette démarche de relecture?

Annexe 2 - Points de repère à l'intention des personnes aux prises avec un deuil[62]

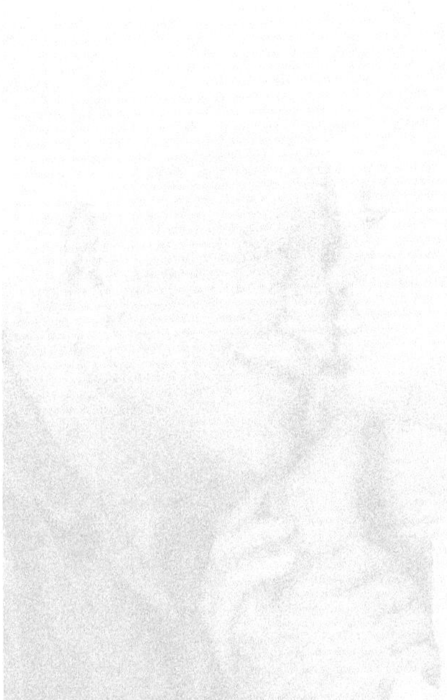

1. Il y a une lumière au bout du tunnel

L'expérience du deuil peut être très éprouvante, il n'y a pas de doute là-dessus. Mais des milliers de personnes âgées s'en sortent à chaque année. Vous pouvez être du nombre si vous mettez les chances de votre côté. Les lignes qui suivent sont écrites pour vous aider dans ce sens.

2. En cas de besoin, faites-vous aider

Si vous avez des idées de suicide, appelez tout de suite le centre de prévention du suicide de votre région, au 1-866-277-3553. Vous devriez demander de l'aide si vous vous sentez émotivement perturbé et si vous sentez que vous pourriez perdre le contrôle et poser un geste que vous regretteriez par la suite, ou encore si vous êtes porté à vous tourner vers l'alcool, la drogue ou les médicaments quand vous sentez que le poids de votre deuil est trop lourd.

3. Il est normal d'éprouver des émotions fortes

Il est normal de se sentir engourdi et en état de choc, d'éprouver beaucoup de colère ou de culpabilité, ou encore de sentir un grand vide dans sa vie. Cela peut faire peur mais c'est normal.

4. Ne fuyez pas la douleur

Si vous avez mal, c'est un signe que vous êtes en train de faire face à la situation. Essayez de voir la souffrance comme un processus de guérison ou d'adaptation. Si vous tentez de la fuir, elle va revenir tôt ou tard.

5. Nourrissez-vous bien

Il est particulièrement important de bien vous nourrir, dans une période où votre corps a besoin de toute son énergie. Buvez de huit à dix verres d'eau par jour, mangez des fruits et des légumes, des céréales, des patates et des pâtes, et réduisez votre consommation de café, de sucre et d'alcool.

6. Les pertes anciennes

Votre perte actuelle peut réactiver une vieille perte, comme le décès d'un parent ou celui d'un bébé. C'est un phénomène normal et il faudra vous faire attentif à cette perte ancienne aussi.

7. Vous êtes quelqu'un de bien

Vous vous croyez peut-être moins bon qu'avant. Ces idées sont souvent provoquées par la détresse qui accompagne votre perte. Ne vous accusez pas de tous les maux. Sous votre détresse actuelle, vous êtes quelqu'un de valable du simple fait que vous existez et que vous consentez à continuer à vivre.

8. Donnez-vous du temps

Il va vous falloir un certain temps pour retrouver pleinement votre joie de vivre. Donnez-vous ce temps, et préparez-vous à vivre des hauts et des bas. Vous pouvez vous sentir plus mal que la semaine dernière, mais ça ne veut pas dire que vous êtes rendu moins loin que la semaine dernière. Résistez aux pressions de ceux qui voudraient que vous vous adaptiez instantanément. Vous avez le droit de cheminer à votre rythme et à votre façon.

9. Respirez profondément

Prenez de grandes respirations, à partir de l'abdomen. Profitez-en pour vous étirer. Les respirations sont le mouvement de la vie. En respirant, répétez-vous: Je suis en paix. Je vais survivre.

Même si le cœur n'y est pas, faites de l'exercice. Prenez des marches, faites vos emplettes à pied si c'est possible. Continuez à faire le ménage si vous le faisiez avant.

10. Reportez les grandes décisions à plus tard

Lorsque c'est possible, reportez les décisions importantes à plus tard et évitez les situations et les personnes compliquées. Votre jugement est peut-être encore un peu embrouillé et votre organisme a encore beaucoup de choses à digérer. Si vous avez une auto, conduisez très prudemment.

Pour les grandes décisions, prenez les conseils de proches en qui vous avez confiance. Tentez de vous apprivoiser à leurs conseils et d'en soupeser le pour et le contre. Vous finirez par découvrir ce qui a le plus de chances de vous convenir vraiment.

11. Laissez-vous gâter

Ayez la simplicité de vous laisser aider et même de prendre les devants en disant à vos proches comment ils peuvent vous aider. Téléphonez-leur. Invitez-les pour un café ou mieux, faites-vous inviter à souper!

Gâtez-vous: un bain chaud, une petite collation, l'achat d'un objet ou une sortie que vous vouliez vous offrir depuis longtemps, un bon livre ou un bon film, un bouquet de fleurs...

12. Revenez à vos croyances profondes

Revenez aux croyances qui vous ont aidé dans le passé, qu'elles soient de nature religieuse, philosophique ou poétique. Relisez des textes susceptibles de vous réconforter et de vous nourrir.

La prière et la méditation peuvent aussi vous aider, même si ces temps d'arrêt risquent de ramener à la surface des émotions ou des images douloureuses. Si celles-ci surviennent, laissez-les venir et repartir et continuez à faire le silence et la paix en vous, au rythme de votre respiration. Si vous faites une prière de demande, demandez le courage pour continuer votre chemin et la sagesse pour apprendre à partir de votre vécu.

13. Prévoyez les périodes difficiles

Les dimanches sont les pires journées, il n'y a pas de doute là-dessus. Les Fêtes se situent tout de suite après et les samedis soir ne sont pas tellement mieux non plus. Essayez de prévoir des activités intéressantes pour ces moments-là, seul ou avec d'autres.

Les anniversaires aussi peuvent être exigeants. Votre anniversaire de naissance et celui de votre conjoint ou conjointe décédé-e. L'anniversaire de son décès, votre anniversaire de mariage... Essayez de voir comment vous voulez vivre cette journée et s'il y a lieu, avec qui vous voulez la passer.

14. Les photos et les souvenirs

Si vous trouvez que les photos et les autres souvenirs matériels vous aident à cheminer dans votre deuil, c'est correct. Si vous trouvez que cela vous nuit, rangez-les provisoirement hors de votre vue.

15. Que faire de votre colère

Tout le monde réagit à la perte par la colère. Il faut toutefois éviter de tourner cette colère contre soi-même ou de s'en prendre aux autres. Frappez plutôt un oreiller, ou rendez-vous dans un endroit isolé et criez et jurez à votre goût, après qui que ce soit (ce n'est même pas nécessaire d'avoir une cible précise). Il se pourrait que le fait de ventiler ainsi votre colère vous évite des accrochages avec les autres, de même que des accidents et des maladies. Votre colère va diminuer progressivement.

16. Que faire de votre culpabilité

Vous vous reprochez peut-être de ne pas avoir agi de la bonne façon. Il est normal de se sentir coupable, mais il y a des limites, parce qu'on peut se faire mal avec une culpabilité excessive.

Le remède à la culpabilité, c'est le pardon. L'amour, la compréhension et le respect que vous auriez aimé continuer à recevoir de la part de la personne qui est morte, donnez-vous-les à vous-même.

17. Il y a des gens dont le métier est de vous aider

Beaucoup de gens ont été formés pour vous aider: travailleurs sociaux, psychiatres, psychologues, etc. Si vous vous sentez déprimé pour une durée qui vous semble anormale, n'hésitez pas à consulter un spécialiste. Dans certains cas, une médication pourrait vous aider.

Si après six mois, vous ne vous sentez toujours pas en mesure de fonctionner correctement dans votre quotidien, demandez de l'aide. Vous devriez le faire si vous n'avez pas retrouvé l'appétit ni le sommeil, si vous n'avez plus d'énergie ni d'intérêt pour ce qui vous procurait autrefois du plaisir ou si vous êtes aux prises avec des pensées irrationnelles ou suicidaires.

18. La thérapie par le rire

Le rire est l'une des meilleures thérapies. Louez un film drôle, lisez un magazine d'humour, parlez aux gens qui vous font rire, demandez qu'on vous raconte des histoires drôles. N'ayez pas peur de rire des aspects comiques de votre deuil. La personne décédée ne vous en voudra pas de rire de ses petits travers. Elle serait probablement contente de voir que vous continuez à vivre et que vous vous souvenez d'elle avec plaisir.

Et rappelez-vous cette maxime: Bienheureux les gens qui savent rire d'eux-mêmes: ils n'ont pas fini de s'amuser!

19. À mesure que votre deuil progresse

Au fil du temps, vous allez constater que votre jugement devient plus pénétrant et plus fiable, que votre concentration et votre mémoire s'améliorent, que vous avez davantage le goût d'être avec les autres, de les écouter et de faire des choses pour eux, que vous vous sentez plus fort et plus indépendant, bref, que vous avez retrouvé le goût de vivre. Savourez ce sentiment de vous sentir stimulé par l'inconnu qui vous attend.

20. Le temps du pardon

Peut-être avez-vous des reproches à faire à votre conjoint défunt. Ce peut être le simple fait qu'il vous ait abandonné en partant le premier, ou il peut s'agir de choses qu'il a faites et qui ont pu hâter son décès (comme de trop boire, de mal manger, de ne pas faire d'exercice...), ou encore des choses qui sont survenues dans votre vie de couple il y a longtemps.

Peut-être est-ce à vous-même que vous avez des reproches à faire. Dans tous les cas, vous sentirez un jour que vous avez atteint le temps du pardon.

Lorsque vous vous sentirez prêt, une bonne façon de procéder consiste à écrire une lettre à votre conjoint dans laquelle vous mentionnerez les reproches que vous avez à lui faire et l'impact que ces torts ont eu sur vous. Vous lui direz ensuite que vous lui pardonnez de tout cœur et que vous voulez conserver de lui la plus précieuse des images.

S'il s'agit de vos propres erreurs, mentionnez-les, en ayant la simplicité d'ajouter les circonstances atténuantes s'il y a lieu, et demandez-lui pardon du fond du cœur, en lui disant que son pardon vous aidera à vous pardonner à vous-même. Conservez cette lettre pour la relire à l'occasion. Si vous avez un confident ou une confidente dont la discrétion vous est assurée, vous pouvez aussi lui lire votre lettre, même si cela vous fait pleurer. Cela fait aussi partie de votre parcours de deuil.

21. Un nouveau chapitre commence

Un nouveau chapitre de votre vie commence ou il est commencé depuis quelque temps sans que vous ne vous en soyez aperçu. Vous êtes maintenant prêt à effectuer les changements qui s'imposent. C'est peut-être le temps de faire un peu de ménage dans les objets qui vous entourent, de re-décorer votre logement, de vous acheter de nouveaux vêtements ou de nouvelles choses, de faire de nouveaux contacts ou d'en reprendre des anciens, de développer de nouveaux intérêts et de nouvelles activités ou de renouer avec des choses que vous aimiez faire dans le passé (en dosant les choses que vous faites seul et celles que vous faites avec d'autres).

22. Les émotions qui surprennent

Il se peut que certaines scènes, certains événements ou certaines chansons vous fassent revivre des émotions fortes, ou que ces émotions vous surprennent à l'improviste. Ce phénomène est normal et devrait s'atténuer au fil des ans.

23. La chance de vivre

Le deuil d'un être aimé nous rend davantage conscients du caractère précieux de la vie et davantage capables de compassion. Savourez ce privilège d'avoir connu et aimé cette personne et d'en avoir été aimé de retour et vivez avec le plus de sagesse, de courage et de générosité possible, de manière à honorer sa mémoire.

Références

1 MARTEL, L, LÉGARÉ, J., 2001, «Avec ou sans famille proche à la vieillesse: Une description du réseau de soutien informel des personnes âgées, selon la présence du conjoint et des enfants», *Cahiers québécois de démographie*, vol. 30, no. 1, p. 89-114, cités par LEFEBVRE, C., 2001, «Un portrait de la santé des Québécois de 65 ans et plus», Québec, Institut national de santé publique du Québec.

2 ANTONUCCI, T., 2001, «Social Relations, An Examination of Social Networks, Social Support, and Sense of Control», dans BIRREN, J., SCHAIE, W., dir., *Handbook of the Psychology of Aging,* 5th Edition, San Diego, California, Academic Press, p. 427-453.

3 Voir ROOK, K., 2000, «The Evolution of Social Relationships in Later Adulthood», dans HONN QUALLS, S., ABELES, N., dir., *Psychology and the Aging Revolution,* Washington, DC, American Psychological Association, p. 173-191.

4 Inspirées de KRAUSE, N., 2006, «Social Relationships in Late Life», dans BINSTOCK, R., GEORGE, L., dir., 2006, *Handbook of Aging and the Social Sciences*, 6th Edition, New York, Academic Press, p. 181-200.

5 SUITOR, J., PILLEMER, K., 2002, «Parent-Child Relationship», dans EKERDT, D., dir., *Encyclopedia of Aging,* New York, Macmillan Reference USA, p. 1043-1049; McGRAW, L, WALKER, J., 2004, «Negotiating Care: Ties Between Aging Mothers and Their Caregiving Daughters», *Journal of Gerontology, Social Sciences,* vol. 59, no. 6, p. S324-S332.

6 TALBOTT, M., 1990, «The Negative Side of the Relationship Between Older Widows and Their Adult Children: The Mother's Perspective», *The Gerontologist*, vol. 30, no. 5, p. 595-603.

7 www.acsm.ca.

8 Inspiré de KENNY, J. 1988, *Wondering What's Best for an Aging Parent,* St. Meinrad, Indiana, Abbey Press.

9 ERIKSON, E., 1968, *Identity, Youth and Crisis*, New York, Norton, p. 139; ERIKSON, E., ERIKSON, J., KIVNICK, H., 1986, *Vital Involvement in Old Age*, New York, Norton,, p. 129; BUTLER, R., 2002, «Life review», dans EKERDT (note 5), p. 790-792.

10 Suite à l'analyse de quelques centaines d'entrevues menées par nos étudiants et inspiré par MERRIAM, S., «The Structure of Simple Reminiscence », *The Gerontologist,* vol. 29, no. 6, p. 761-767, nous avons distingué quatre étapes dans une relecture; voir HÉTU, J.-L., 1994, *Psychologie du mourir et du deuil,* 2ème édition, Montréal, Méridien, p. 84-88; HÉTU, J.-L., 2000, *Bilan de vie, Quand le passé nous rattrape,* Montréal, Fides, p. 41-50.

11 HÉTU, J.-L., *Bilan de vie* (voir note précédente).

12 Même ouvrage qu'à la note 11, p. 101-109.

13 HOROWITZ, A., 2003, «Depression and Vision and Hearing Impairments in Later Life», *Generations*, vol. 27, Spring, p. 32-38.

14 CONSEIL CONSULTATIF NATIONAL SUR LE TROISIÈME ÂGE, 1990, «S'accommoder des pertes sensorielles», *Écrits en gérontologie*, Ottawa.

15 CHARNESS, N., 2000, «Can acquired knowledge compensate for age-related declines in cognitive efficiency?», p. 105, dans HONN QUALLS, S., ABELES, N., 2000, dir., *Psychology and the Aging Revolution,* Washington, DC, American Psychological Association, p. 99-117.

16 SCHAIE, W., 2002, « Intelligence », dans EKERDT, D., dir., *Encyclopedia of Aging*, New York, Macmillan Reference USA, p. 714-724; SCHAIE, W., 2005, *Developmental Influences on Adult Intelligence*, New York, Oxford University Press; SALTHOUSE, T., 1996, «The processing-speed theory of adult age differences in cognition», *Psychological Review*, vol. 103, p. 403-428, cité par PUSHKAR, D., ARBUCKLE, T., «Le contexte général du vieillissement: processus affectifs, sociaux et cognitifs», dans CAPPELIEZ, P., LANDREVILLE, P., VÉZINA, J., dir., 2000, *Psychologie clinique de la personne âgée,* Ottawa, Presses de l'Université d'Ottawa, p. 1-22.

17 HOYER, W., VERHAEGHEN, P., 2006, «Memory Aging», dans BIRREN, J.,SCHAIE, W., dirs., *Handbook of the Psychology of Aging,* 6ème édition, New York, Academic Press, p. 209-232; LIGHT, L., 2000, «Memory changes in adulthood», dans HONN QUALLS et ABELES, (note 15), p. 73-94.

18 RICHARD, J., MATEEV-DIRKX, E, 2004, *Psychogérontologie*, 2ème édition, Paris, Masson.

19 CONSEIL CONSULTATIF NATIONAL SUR LE TROISIÈME ÂGE, 1991, «La mémoire: une faculté aux multiples facettes», *Expression*, vol. 7, no. 4, Ottawa, p. 2-5.

20 VÉZINA, J., BIZZINI, L. SOUCY, P., 2000, «Les dépressions», dans CAPPELIEZ et autres, *Psychologie clinique de la personne âgée,* Ottawa, Presses de l'Université d'Ottawa, p. 23-42.

21 HAWTON, K., 1992, «Suicide and attempted suicide», dans PAYKEL, E., dir., *Handbook of affective disorders,* New York, Guilford Press, p. 635-650, cité par JOINER, 2000, p. 225 (voir référence suivante).

22 JOINER, T., 2000, «Depression: Current Developments and Controversies», dans HONN QUALLS et ABELES (note 15), p. 223-237.

23 COYNE, J., et autres, 1995, «Non detection of depression by primary care physicians reconsidered», *General Hospital Psychiatry,* vol. 17, p. 3-12,, cités par Vézina et autres, 2000 (note 20), p. 24.

24 Vézina et autres, 2000 (voir note 20), p. 26 et GATZ, M., 2000, «Variations on depression in later life», dans HONN QUALLS et ABELES (note 15), p. 239-252, à la p. 241.

25 DSM-IV, 1995, traduction de Vézina et autres, (note 20), p. 26.

26 Gatz (note 24), p. 244-245.

27 CONSEIL CONSULTATIF NATIONAL SUR LE TROISIÈME ÂGE, 2000, *Expression*, vol. 13, no. 2, p. 7.

28 Evans et autres, 1986, cités par DALSANIA, P., 2004, «Dementias Other Than Alzheimer's», dans DOKA, K, 2004, dir., *Living with Grief Alzheimer's Disease,* Hospice Foundation of America, p. 33-53.

29 Sur les détériorations cognitives, voir aussi GROULX, B., BEAULIEU, J., 2004, *La maladie d'Alzheimer, de la tête au cœur,* Outremont, Publistar, p. 90-99.

30 TOBIN, S., 1999, *Preservation of the Self in the Oldest Years,* New York, Springer; GROULX et BEAULIEU (note précédente), p. 108-111; POST, S., 2002, «Dementia: Ethical issues», dans EKERDT (note 5), p. 326-330; GAUTHIER, S., 2002, «Alzheimer's Disease», dans EKERDT (note 5), p. 52-56; DALSANIA (note 28), p. 33-53. Sur les enjeux pour la vie à domicile, voir aussi AUPETIT, H., 2004, *La Maladie d'Alzheimer,* Paris, Odile Jacob, p. 164-191.

31 POST, S., 2002, «Dementia: Ethical issues», dans EKERDT (note 5), p. 326-330.

32 KAHANA, E. et autres, 2005, «Successful Aging in the Face of Chronic Disease», dans WYKLE, M. et autres, *Successful Aging Through the Life Span, Intergenerational Issues in Health,* New York, Springer, p. 101-126 (p. 102).

33 FALVO, D., 2005, *Medical and Psychosocial Aspects of Chronic Illness and Disability*, 3rd Edition, Sudbury, Massachussetts, Jones and Bartlett Publishers, p. 3.

34 À l'aide de MOORE SCHAEFER, K., 1995, «Women living in paradox: Loss and discovery in chronic illness », *Journal of Holistic Nursing Practice*, vol. 9, no. 3, p. 63-74.
35 Voir 2005 KAHANA, E. et autres, 2005, «Successful Aging in the Face of Chronic Disease», dans WYKLE, M. et autres, *Successful Aging Through the Life Span, Intergenerational Issues in Health*, New York, Springer, p. 101-126.
36 HUDSON, M., 2002, «Elder abuse and neglect», dans EKERDT (note 5), p. 405-411.
37 Voir entre autres NAHMIASH, D., 2000, «Les mauvais traitements et la négligence à l'égard des personnes âgées», dans CAPPELIEZ et autres (note 16), p. 197-216.
38 COMITÉ SÉNATORIAL SPÉCIAL SUR LE VIEILLISSEMENT, 2007, *Relever le défi du vieillissement,* Ottawa.
39 NAHMIASH (note 37), p. 198.
40 Empruntés au CONSEIL CONSULTATIF NATIONAL SUR LE TROISIÈME ÂGE, 2004, *Expression*, vol. 17, no. 1; et à GORBIEN, M., EISENSTEIN, A., 2005, «Elder Abuse and Neglect: An Overview», *Clinics in Geriatric Medicine,* vol. 21, no. 2, p. 279-292 (p. 287).
41 HUDSON, M., 2002, «Elder abuse and neglect», dans EKERDT (note 5), p. 405-411.
42 XXX, 1989, Vieillir en toute liberté, Rapport du comité sur les abus exercés à l'endroit des personnes âgées, Québec, Ministère de la Santé et des Services sociaux, p. 59-60.
43 WAPNER, W., DEMICK, J., 2003, «Adult Development», dans DEMICK, J. et ANDREOLETTI, C., Eds., 2003, *Handbook of Adult Development*, New York, Kluwer Academic/Plenum Publishers, p. 63-83.
44 LEDUC, C., 2003, De la théorie à la pratique: 20 dossiers d'enquête sur l'exploitation de personnes âgées, Commission des droits de la personne et des droits de la jeunesse.
45 Empruntés à QUINN, M., TOMITA, S., 1986, *Elder Abuse and Neglect*, New York, Springer, citées par WINTER, A., The shame of elder abuse, *Modern Maturity,* October-November 1986, p. 56.
46 HANSSON, R., STROEBE, M., 2007, *Bereavement in Later Life, Coping, Adaptation, and Developmental Influences,* Washington, DC, American Psychological Association, p. 20.
47 Emprunté en bonne partie à Hansson et Stroebe (note précédente), p. 14, avec plusieurs compléments.
48 Hansson et Stroebe (note 46) p. 119-124.
49 GEORGES, L., 2006, «Perceived Quality of Life», dans BINSTOCK, R., GEORGE, L., dirs., *Handbook of Aging and the Social Sciences*, 6ème édition, New York, Academic Press, p. 320-336.
50 CARR, D., 2003, «A *good death* for whom? Quality of spouse's death and psychological distress among older widowed persons», *Journal of Health and Social Behavior*, 44, p. 215-232, cité par HANSSON et STROEBE (note 46), 2007, p. 99-100.
51 BALASWAMY, S., RICHARDSON, V., 2001, «The cumulative effect of life event, personal and social ressources on subjective well-being of elderly widowers», *International Journal of Aging and Human Development*, 53, p. 311-327, cités par HANSSON et STROEBE (note 46), p. 110.
52 ATTIG, T., 2004, «Meaning of death seen through the lens of grieving», *Death Studies*, vol. 28, p. 341-360; voir aussi WORDEN, W., 1991, *Grief Counseling and Grief Therapy, A Handbook for the Mental Health Practitioner,* 2nd edition, New York, Springer; WORDEN, W., 2002, *Grief Counseling and Grief Therapy, A Handbook for the Mental Health Practitioner,* 3rd edition, New York, Springer, RANDO, T., 1993, *Treatment of Complicated Mourning,* Champaing, Illinois, Research Press et ATTIG, T., 1991, «The importance of conceiving grief as an active process», *Death Studies*, vol. 15, p. 385-393; 1996, *How we grieve: Relearning the world,* New York, Oxford University Press; 2000, *The heart of grief: Death and the search for meaning*, New York, Oxford University Press.

53 Et nous les empruntons à Rando RANDO, T., 1993, *Treatment of Complicated Mourning,* Champaing, Illinois, Research Press, p. 152-154 et à PRIGERSON, H., MACIEJEWSKI, P., 2005-2006, «A call for sound empirical testing and evaluation of criteria for complicated grief proposed for DSM-V», *Omega*, vol. 52, no. 1, p. 9-19.

54 WEISMAN, A., 1993, "Avery D. Weisman, M.D.: An Omega interview", *Omega*, vol. 27, no. 2, p. 97-103.

55 Les 7 premières caractéristiques sont empruntées à CARR, D., 2003, «A *good death* for whom? Quality of spouse's death and psychological distress among older widowed persons», *Journal of Health and Social Behavior*, 44, p. 215-232, cité par HANSSON et STROEBE (note 46), p. 99-100.

56 PRIGERSON, H. et autres, 2003, «The Stressful Caregiving Adult Reactions to Experiences of Dying Scale», *American Journal of Geriatric Psychiatry,* 11, p. 309-319, cités par HANSSON et STROEBE (note 46), p. 103 et ELKLIT, A., O'CONNOR, M., 2005, «Post-traumatic stress disorder in a Danish population of elderly bereaved», *Scandinavian Journal of Psychology*, 46, p. 439-445, cités par HANSSON et STROEBE, p. 103.

57 BUTLER, R., 2002, «Life review», dans EKERDT (note 5), p. 790-792.

58 ANGEL, M., 1987, *The Orphaned Adult, Confronting the Death of a Parent,* New York, Human Science Press, p. 60; voir aussi BOURGEOIS, S., JOHNSON, A., 2004, «Preparing for dying: Meaningful practices in palliative care», *Omega*, vol. 49, no. 2, p. 99-107.

59 GAMINO, L, et autres, 2000, «Scott and White grief study Phase 2: Toward an adaptive model of grief», *Death Studies*, vol. 24, p. 633-660.

60 HÉTU, J.-L., 1994, *Psychologie du mourir et du deuil,* 2ème édition, Montréal, Méridien.

61 RUSSELL, B., 1956, Portraits from memory and other Essays, London, George Allen & Unwin Ltd., p. 52.

62 Ces points de repère sont partiellement inspirés de COLGROVE, M., BLOOMFIELD, H., McWILLIAMS, P., 1991, *How to Survive the Loss of a Love*, Los Angeles, Prelude Press.

Table des matières

www.ingramcontent.com/pod-product-compliance
Lightning Source LLC
La Vergne TN
LVHW021037011026
849160LV00009BA/680